县域医院管理制度建设丛书

县域医院药事管理与感染监控管理制度

高州市人民医院　主编

清华大学 出版社

北京

图书在版编目（CIP）数据

县域医院药事管理与感染监控管理制度/高州市人民医院主编. —北京：清华大学出版社，2024.1
（县域医院管理制度建设丛书）

ISBN 978-7-302-65500-8

Ⅰ．①县… Ⅱ．①高… Ⅲ．①县－医院－药政管理－制度 ②县－医院－感染－卫生管理－制度
Ⅳ．①R197.32

中国国家版本馆 CIP 数据核字（2024）第 044974 号

责任编辑：孙　宇
封面设计：钟　达
责任校对：李建庄
责任印制：丛怀宇

出版发行：清华大学出版社
　　　　　网　　　址：https://www.tup.com.cn, https://www.wqxuetang.com
　　　　　地　　　址：北京清华大学学研大厦 A 座　　　　邮　　　编：100084
　　　　　社　总　机：010-83470000　　　　　　　　　　邮　　　购：010-62786544
　　　　　投稿与读者服务：010-62776969，c-service@tup.tsinghua.edu.cn
　　　　　质量反馈：010-62772015，zhiliang@tup.tsinghua.edu.cn
印　装　者：三河市铭诚印务有限公司
经　　　销：全国新华书店
开　　　本：185mm×260mm　　　印　张：13.5　　　字　　　数：276 千字
版　　　次：2024 年 3 月第 1 版　　　　　　　　　印　　　次：2024 年 3 月第 1 次印刷
定　　　价：138.00 元

产品编号：101447-01

前　言

　　无规矩不成方圆。规章制度是医院管理工作的准绳和基础，是全体员工共同遵守和履行的规范和责任。高州市人民医院（本院）历来重视制度建设，将建章立制与医疗业务高度融合，形成了一批既符合国家医改发展方向又具有地方医疗行业特点的行之有效的制度体系，让全体人员在工作中有章可循、有规可依，使各项工作走上"四靠两管（发展靠管理、管理靠制度、制度靠执行、执行靠考核，制度管人、流程管事）"良性循环路径。

　　新的历史使命呼唤新的担当、新的作为。2018年12月20日，国家卫健委、国家发改委等六部委确定了北京医院等148家医院为建立健全现代医院管理制度的国家试点医院，本院是粤东西北地区唯一的试点医院。2021年4月，本院正式获评"广东省高水平医院"。2022年医院通过"三甲"复审，获评国家博士后科研工作站、广东省公立医院改革与高质量发展示范医院。为进一步开展建立健全现代医院管理制度试点工作，本院通过不断摸索、反复实践，最终制定了更为全面、严谨、实用的管理制度。修订后的工作制度内容更科学，更具有可操作性，为进一步提高医院的综合管理水平，促进人性化、精细化管理，实现医院高质量发展奠定了良好基础。

　　《县域医院管理制度建设丛书》（简称《丛书》）分为四册，分别为《县域医院医疗管理制度》《县域医院护理管理制度》《县域医院行政后勤管理制度》及《县域医院药事管理与感染监控管理制度》。其中，《县域医院药事管理与感染监控管理制度》包含了药事管理制度、医院感染预防与控制操作规程，共两章：第一章重点介绍了药品管理、操作规范、合理用药等多个方面内容；第二章纳入了48个医院感染管理预防与控制操作规程，内容涵盖重点环节和重点部门，能为县域医院药事管理、院感管理及临床一线提供理论帮助和实践参考。

　　《丛书》在编辑过程中，得到了医院领导、全院各科室的大力支持，在此致以衷心的感谢。《丛书》紧密结合本院改革和发展的实际，细化了工作职责和工作制度。但由于时间仓促、编写水平有限，本书所汇集的制度，仅仅是本院制度建设的一隅。距离真正形成医院高质量发展管理制度体系，还任重道远。存在疏漏和不当之处，敬请批评指正，多提宝贵建议，以便不断补充和完善。

编　者

2024年2月

目　录

第一章　药事管理制度

一、药事管理与药物治疗学委员会工作制度

1　目的

为了进一步加强药品临床应用管理，不断提升药事管理科学化和精细化水平，更好地保障人民健康。

2　通用范围

适用于监督、指导全院科学管理药品和合理使用药品。

3　定义

药事管理，指医疗机构以患者为中心，以临床药学为基础，对临床用药全过程进行有效的组织实施与管理，促进临床科学、合理用药的药学技术服务和相关的药品管理工作的开展。

4　内容

4.1　组织机构

主任委员：院长

常务副主任委员：分管副院长

副主任委员：医务部主任、药剂科主任

委员：原则上主要由具有高级专业技术任职资格的药学、临床医学、临床微生物学、护理学、医院感染管理等相关专业高级技术职务任职资格的人员及药学、医务、护理等部门负责人组成。

委员会下设办公室，设在药剂科，负责委员会日常工作，由药剂科主任兼任办公室主任。

4.2　药事管理与药物治疗学委员会职责

4.2.1　贯彻执行医疗卫生及药事管理等有关法律法规和规章制度。审核制定医院药事管理和药学工作规章制度，并监督实施。

4.2.2　根据国家及省《基本药物目录》《处方管理办法》《中国国家处方集》《药品采购供应质量管理规范》等，制定医院的《药品处方集》《基本用药供应目录》(含抗菌药物供应目录)。

4.2.3　建立新药引进和药品遴选制度，审核临床科室的新药申请，调整药品品种或者配送企业、供应商等事宜。

4.2.4　建立规范的药品使用和管理制度。按照国家药物政策和法律法规，建立规章制度和技术操作规程，监督、指导麻醉药品、精神药品、医疗用毒性药品及放射性药品和高警示药品的临床使用与规范管理。

4.2.5　推动建立医院药物治疗相关的临床诊疗指南和药物临床应用指南。根据医院基本用药目录、国家药物政策及各类药物临床应用指导原则，组织制定并监督实施本院《阳光用药监督管理实施细则》《抗菌药物合理应用管理制度》《麻醉药品、精神药品管理制度》《中药注射剂临床使用规范》《抗肿瘤药物临床应用管理实施细则》《糖皮质激素类药物使用规范及分级管理制度》等规章制度。

4.2.6　建立临床用药安全监管制度。建立临床用药监测、处方点评制度，实行药品用量动态监测和超常预警制度，对药物临床使用的安全性、有效性和经济性进行监测、分析和评价，提出干预和改进措施，指导临床合理用药。

4.2.7　建立药物不良反应监测报告制度，分析、评估用药风险、药物不良反应和药品损害事件，提供咨询与指导。

4.2.8　对全院医务人员进行有关药事管理法律法规、规章制度和合理用药知识教育培训，向公众宣传安全用药知识。

4.2.9　提出与药事管理有关的奖惩建议。

4.2.10　每季度按时召开工作例会，1年不得少于4次，讨论药品采购、供应、使用及监管等问题，促进药物合理应用，保障公众身体健康。

4.3　药事管理与药物治疗学委员会工作小组

4.3.1　抗菌药物临床应用管理工作小组

4.3.1.1　组织机构

组长：分管副院长

副组长：药剂科主任、医务部主任

成员：医务、药学、感染性疾病、临床微生物、护理、医院感染管理等部门负责人及

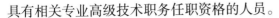

具有相关专业高级技术职务任职资格的人员。

工作小组下设办公室，设在药剂科，负责日常工作，药剂科主任兼任办公室主任。

4.3.1.2　工作职责

贯彻执行抗菌药物管理相关的法律法规、规章制度，制定抗菌药物管理制度并组织实施；

审议抗菌药物供应目录，制定抗菌药物临床应用相关技术性文件，并组织实施；

对抗菌药物临床应用与细菌耐药情况进行监测，定期分析、评估、上报监测数据并发布相关信息，提出干预和改进措施；

审议临床科室提交的新药（抗菌药物）申请表，并递交医院药事管理与药物治疗学委员会作为遴选意见；

审议抗菌药物临床应用相关事项，为抗菌药物临床应用管理委员会制定考核细则提供药学建议。

每季度召开工作例会，讨论抗菌药物临床应用相关事项。

4.3.2　抗肿瘤药物临床应用管理工作小组

4.3.2.1　组织机构

组长：分管副院长

副组长：药剂科主任、医务部主任

成员：医务、药学、临床科室、医学影像、病理、护理、检验、信息管理、质控等部门负责人或具有相关专业高级技术职务任职资格的人员。

工作小组下设办公室，设在药剂科，负责日常工作，药剂科主任兼任办公室主任。

4.3.2.2　工作职责

贯彻执行抗肿瘤药物管理相关的法律法规、规章，制定抗肿瘤药物管理制度并组织实施；

审议抗肿瘤药物分级管理目录，制订抗肿瘤药物临床应用相关技术性文件，并组织实施；

对抗肿瘤药物临床应用情况进行监测，定期分析、评估、上报监测数据并发布相关信息，提出干预和改进措施；

对全院医务人员进行抗肿瘤药物管理相关法律法规、规章制度和技术规范培训，组织对患者合理使用抗肿瘤药物的宣传教育；

审议新引进抗肿瘤药物（靶向治疗药物、免疫治疗药物）并形成书面报告，递交药事管理与药物治疗学委员会作为遴选意见。

5　参考资料

5.1　《中华人民共和国药品管理法》（主席令〔2019〕31号）

5.2 《医疗机构药事管理规定》（卫医政发〔2011〕11号）

5.3 《关于印发广东省医疗机构基本用药供应目录管理指南的通知》（粤卫办〔2012〕1号）

5.4 《抗菌药物临床应用管理办法》（原卫生部令〔2012〕84号）

5.5 《国家卫生健康委关于印发抗肿瘤药物临床应用管理办法（试行）的通知》（国卫医函〔2020〕487号）

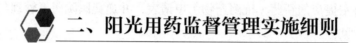

二、阳光用药监督管理实施细则

1 目的

为进一步优化医疗服务环境，规范医药购销秩序，促进临床合理用药，构建和谐医患关系。

2 通用范围

适用于本院阳光用药的监督管理。

3 定义

阳光用药指通过计算机科学和现代网络通信技术及数据库技术，实现药品采购、医生开方用药、药品使用的规范化、数据化和网络化，对医生处方用药进行信息公开以及在线追踪监控，从而实现对医疗机构非常态化用药现象的及时发现、预警提示、评价分析、纠正改进的全过程，最大限度地对不合理用药进行及时干预，促进医务人员廉洁从业。

4 内容

4.1 成立阳光用药监督管理领导小组

阳光用药监督管理领导小组由院长担任组长，由分管副院长担任副组长；小组成员由纪委办公室、医务部、药剂科、信息统计室及计算机中心等相关部门人员组成。下设办公室，由药剂科主任兼任办公室主任，负责阳光用药工作的组织领导和监督工作。

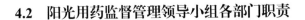

4.2　阳光用药监督管理领导小组各部门职责

4.2.1　药剂科负责拟定医院阳光用药制度、技术标准和评价指标体系，开展阳光用药制度的宣传、技术指导、综合评价和监督监察。

4.2.2　医务部负责对医务人员药物临床应用实施规范管理。

4.2.3　信息统计室负责建立、维护电子监察系统，有效利用信息。

4.2.4　纪委办公室配合推进和完善阳光用药制度，并对实施情况进行监督。

4.3　阳光用药监督管理领导小组职责

4.3.1　组织医务人员认真学习阳光用药的相关政策规定，加强对阳光用药的宣传和培训，强化医务人员阳光用药的自觉性。

4.3.2　规范医院药品阳光采购行为，按医院《基本用药供应目录》，通过广东省第三方药品采购平台、广州药品集团采购平台、深圳GPO平台等采购药品；严格执行各平台中标结果。根据省平台和广东省物价局的相关要求，严格执行药品的中标价；对于抢救必需或临床不可替代的药品，因无中标或供应商无法按中标结果供应的药品，根据临床需要，实行网下采购，对于网下采购结果每月汇总后进行备案，同时接受广东省纠正医药购销和医疗服务中不正之风工作领导小组的监督。

4.3.3　因临床需要，未纳入全院《基本用药供应目录》的药品，应由相应科室填写申请，临时采购申请按全院制定的药品临时采购制度进入，新药申请则按新药引进、增补制度进入，确实需要淘汰的药品应按药品淘汰制度进行淘汰。

4.3.4　建立、完善全院阳光用药网络监管、查询系统，充分发挥信息技术在临床合理用药管理中的作用。在医院信息管理系统中设相应的分析系统，便于管理人员及临床医生掌握用药动态信息，实时对用药情况进行监管。

4.3.5　建立用药预警机制，促进规范用药。对处方用药超出职称权限、单品种超出限额、重复用药或配伍不当等不合理用药情况作出系统预警，有效监控用药行为。

4.3.6　加强医生处方质量管理和临床阳光用药管理，定期开展单品种用药、医师用药、科室用药监控、处方点评等工作；定期对全院阳光用药情况进行监督检查，并将结果进行通报和公示。

4.3.6.1　单品种用药监控公示内容

对使用金额、数量排在前10位的药品规格、使用数量、总金额等，每月内部公示1次。

4.3.6.2　临床用药监控公示内容

药占比、基本药物使用占比、门诊患者次均药品费、住院患者次均药品费、住院患者抗菌药物使用强度、门诊患者基本药物使用处方占比、住院患者基本药物使用率及处方合格率等。

4.3.6.3　处方点评及公示

按照医院制定的《处方点评制度及实施细则》进行点评，根据处方点评的结果，对不合理处方（包括不规范处方、用药不适宜处方及超常处方）进行内部公示。

4.3.7　重点加强大处方筛查，对抗菌药物（品种、分级、用量等）、辅助用药、中药注射剂、辅助治疗药物、血液制品、肠外营养制剂、激素、肿瘤患者和围手术期用药等不合理使用或存在明显配伍禁忌的处方，进行重点检查。

4.3.8　阳光用药监控小组每季度对使用金额排在前位及用量增幅出现异常的药品，抽取相应病历进行分析评价，对严重不合理用药的科室和医生进行通报，及时采取警示、限购、暂停采购等措施，必要时由纪委办公室进行诫勉谈话，督促医务人员规范用药，防范医药购销商业贿赂行为。

4.3.9　医师和药师需向患者提供药事相关服务，主动告知所用药品的用法用量及注意事项等。

4.3.10　医院利用电子显示屏公示药品价格信息，门、急诊患者在其收费单据上列出各项收费明细，并向住院患者提供每日费用清单。

4.3.11　做好全院"阳光用药"相关数据的采集、归类及上报工作，确保信息的真实性、完整性和准确性。

4.3.12　明确相关人员责任，建立健全相关的奖惩制度，将规范用药情况纳入医德考评内容，同时与个人年度考核、评先、晋升、职称评聘挂钩。具体按医院制定的临床合理用药管理文件有关内容执行。因不合理用药导致严重后果和纠纷者按医院相关制度及法律法规、规章执行。每次医疗质量检查发现的不合理用药，按医疗质量考核办法处理。

5　参考资料

5.1　《广东省医疗机构阳光用药制度实施意见（试行）》（粤卫〔2010〕123号）

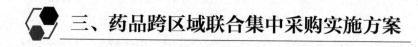

三、药品跨区域联合集中采购实施方案

1　目的

为保障临床用药平稳安全，扎实做好全院药品跨区域联合集中采购相关工作。

2　通用范围

适用于纳入《医院基本用药供应目录》所有品种或品规的药品。

3　定义

集中采购组织（Group Purchasing Organization，GPO），俗称"药品集团采购组织"。初期，为聚集各种医疗机构的购买需求，带量议价寻求更低的购买价格和折扣的组织。最早出现于美国20世纪70年代，随着美国医疗费用急剧上涨以及保险偿付比例下降，医院成本的压力加大，GPO得以迅猛发展，统计数据表明GPO可以为美国医疗机构节约10%～15%的采购成本。

4　内容

4.1　指导思想

以习近平新时代中国特色社会主义思想为指导，全面贯彻党的二十大和党的二十届一中全会精神，认真落实党中央、国务院关于实施健康中国战略和深化医药卫生体制改革的决策部署，坚持以人民为中心，以解决人民群众主要健康问题、满足健康需求为导向，以改善群众看病贵为出发点，紧扣公立医疗机构药品跨区域联合集中采购改革工作新变化，以切实减轻人民群众用药负担、遏制医药行业不正之风、促进医药产业健康发展为目标，积极探索构建适应人民群众需求的药学服务体系，从而促进新时期药学服务高质量发展。

4.2　工作目标

4.2.1　规范医药购销市场秩序，提升药品供应保障能力

根据"质优价廉"及各药品交易平台规则，在充分评估保障供应能力、服务因素等情况下，按规定通过药品跨区域联合集中采购方式采购药品。

4.2.2　优化基本用药供应目录，切实降低药品供应价格

根据"质优价廉"的指导原则，以各药品交易平台目录为基准，结合临床用药习惯，通过优化基本用药供应目录中品种结构、规范配送途径、压缩流通环节、强化购销领域廉政风险防控，切实降低药品供应价格，力争比上年度采购同等数量品规的药品总费用下降，让公立医院回归到公益性质。

4.2.3　坚守合理用药初衷，努力提升临床合理用药水平

充分发挥临床药师作用，加强临床用药监测、评价和超常预警，对药物临床使用安全性、有效性和经济性进行监测、分析、评估，对临床用药不合理、问题集中或突出的品种，依法依规采取措施，遏制不正之风，努力提升临床合理用药水平，让医生回归到看病角色，让药品回归到治病功能。

4.3 组织实施

4.3.1 以保障临床正常用药需求为前提、以质优价廉为导向、以保障供应为根本，对现行使用的基本用药供应目录采取"三步走"方式全面实行跨区域联合集中采购。

第一步：为保证医疗秩序正常运行，优先对临床必需且采购困难品种进行匹配采购。根据"质优价廉"及各药品交易平台规则，以广东省第三方药品电子交易平台、广州药品集团采购平台、深圳药品交易平台（全药网）的目录库为数据源，突出"保证质量、保障供应、价格低廉"功能定位，在充分考虑配送及时性与稳定性等服务因素、两票制及原配送公司不变等因素，优选广州药品集团采购平台、深圳药品交易平台（全药网）进行跨区域联合集中采购。

第二步：为保障临床药物治疗的延续性，满足临床用药需求，对于其他品种或品规，根据"质优价廉"及各药品交易平台规则，暂按"药品名称、剂型、规格、生产企业、配送企业"等要素不变，进行各药品交易平台价格比对，价低者中选为跨区域联合集中采购平台。

第三步：对于因开展新技术、临床急（抢）救、特殊疾病、突发公共卫生事件及自然灾害医疗救治须使用的成交品种中无替代的未成交药品（即未挂网品种），参照《广东省卫生和计划生育委员会关于规范全省医疗机构药品备案采购有关工作的通知》（粤卫函〔2015〕1293号）的有关规定，按照"先备案后采购"的工作原则，严格把控备案采购药品的数量、金额，积极做好药品备案审批、采购工作，保障临床正常用药需求。

4.3.2 根据"质优价廉"及各药品交易平台规则，实行价格动态管理。

若同质量层次，价格差异较大的，报药事管理与药物治疗学委员会讨论是否替换。

对于或价格倒挂，或原料垄断、短缺，或成本上涨，或生产线升级改造等不可抵抗因素，为保障临床药物治疗的延续性，可先备货，事后再完善相关备案材料，并定期提交主管部门及药事管理与药物治疗学委员会留底备查。

4.3.3 根据《国务院办公厅关于加强三级公立医院绩效考核工作的意见》（国办发〔2019〕4号）及《关于进一步加强公立医疗机构基本药物配备使用管理的通知》（国卫药政发〔2019〕1号）等文件要求，在《基本用药供应目录》遴选、增补、替换等工作中优先配备基本药物品种或品规，并将基本药物使用占比纳入科室考核范畴。

5 参考资料

5.1 《国务院办公厅关于完善公立医疗机构药品集中采购工作的指导意见》（国办发7号）

5.2 《关于印发广东省深化公立医院综合改革行动方案的通知》（粤府〔2018〕

52号）

5.3 《茂名市人民政府办公室关于印发茂名市推进公立医疗机构药品跨区域联合集中采购改革试行方案的通知》（茂府办〔2018〕60号）

5.4 《茂名市医疗保障局、茂名市卫生健康局关于做好全市医疗机构药品跨区域联合集中采购工作的通知》（茂医保〔2019〕19号）

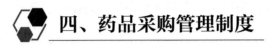

四、药品采购管理制度

1 目的

规范药品采购行为，满足临床用药需求，保障临床用药安全。

2 通用范围

适用于本院的药品采购管理。

3 内容

3.1 药品采购管理制度

3.1.1 药剂科在药事管理与药物治疗学委员会的领导下，负责全院药品的采购工作。

3.1.2 药剂科设置药品采购员负责药品的采购工作。药品采购人员必须具有药师以上职称，并具备良好的政治思想素质和专业技术知识。

3.1.3 药库根据全院《基本用药供应目录》、各药房药品使用情况及库存量，编制药品采购计划，发送给药品采购员，药品采购员审核后，在广东省第三方药品电子交易平台、广州药品集团采购平台、深圳药品交易平台（全药网）等平台进行下单，下单完成后在各自平台数据端导出数据并整理形成《药品采购计划审批表》，提交药剂科主任、分管副院长审批。

3.1.4 药品采购员根据《药品跨区域联合集中采购实施方案》有关要求，严格按照全院基本用药供应目录，从中标签订合同的厂家和供应商采购药品，其他科室或个人不得自购、自制、自销药品。

3.1.5 对一些普通药品、急救药品（特指临床必需、价格低廉的药品），在供货单位不能供货时,采购员应积极组织货源及询价,并填写《广东省医疗机构药品备案采购申报表》,报药剂科主任、分管副院长审批。

3.1.6 药品采购员必须严格遵守《药品管理法》《药品跨区域联合集中采购实施方案》及其实施条例的有关规定,定期清查供货单位档案。档案内容至少包括《药品经营企业许可证》《营业执照》《药品经营质量规范认证证书》,加盖供货企业原印章及法定代表人印章或签名的企业法定代表人授权委托书原件(委托书应注明授权范围及有效期限),加盖企业原印章的本人身份证复印件及上岗证复印件;企业登记事项如有变更,应索取相应的变更材料。

3.1.7 药品采购员应及时与供货企业签订购销合同及《廉洁协议书》,并严格执行和监督对方执行每一项条款。

3.1.8 供货单位需向药库提供完整的药品购进验收记录,验收人员验收药品后必须作出验收结论并签字。购进记录应保存至药品失效期后三年。

3.1.9 新药采购按药事管理与药物治疗学委员会制定的有关制度和程序执行。

3.1.10 对不合格药品、数量短缺或破损品种,库管员应及时与供应商或生产商联系退货或协商解决处理。

3.1.11 药品采购员必须随时掌握市场价格和供应信息,熟悉了解临床用药情况,把市场供应与临床用药结合起来。

3.1.12 药品采购工作相关的各岗位人员应自觉遵守相关的法律法规和财务管理制度,廉洁自律,严禁收受药品回扣,接受院内、外群众的监督。

3.2 临时采购管理制度

3.2.1 临时采购品种范围

仅限于临床治疗或开展新技术必需且现有《基本用药供应目录》的药品无法提供有效治疗的品种。不得临时采购现有《基本用药供应目录》已有同类或相似作用的品种、中成药和辅助性药物等临床非紧急、必需的药品。

3.2.2 临时采购工作程序

因特殊临床治疗需求,可以启动临时采购程序。临时采购应当由临床科室主任组织召开科室管理小组会议讨论决定,填写《药品临时采购申请表》和《临床科室用药廉洁承诺书》,集体签名后向药剂科提出申请,经临床药学组初审,药剂科主任复核后呈报医院药事管理与药物治疗学委员会主任委员审批,在获得批准后方可由药剂科西药库一次性临时采购。

3.2.3 临时采购品种使用

通过审批临时购买的药品,只能由所申请的患者专人专用,不得用于其他患者,药库、药房严格把关;填写《临时采购药品溯源管理登记表》,做好临时采购药品保障供应工作。

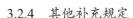

3.2.4　其他补充规定

3.2.4.1　因危重患者死亡等原因导致不能用完的调拨药品，药房应给予退药。

3.2.4.2　以临时用药名义申购过量药品，又无正当理由造成申请药品的积压或浪费的，该损失直接由申购科室或申购医生承担。

3.2.4.3　确因临床需要连续采购，或每年采购超过5人次的临时采购药品，经报医院药事管理与药物治疗学委员会后，按照药品增补和新药引进的条件和程序，决定是否纳入医院《基本用药供应目录》。

3.2.4.4　因突发公共卫生事件急需的药品，由用药的临床科室填写《药品临时采购申请表》，注明申请理由和数量，经药剂科主任审核后呈报药事管理和药物治疗学委员会主任委员，审批后尽快购入，并由药库通知药房和申请科室及时领用。

3.2.4.5　临床科室急需的专科药物、急救或特殊患者急用的药品，由临床科室填写《药品临时采购申请表》和《临床科室用药廉洁承诺书》，注明申请理由和数量，并履行知情同意手续，经药剂科主任审核后呈报药事管理和药物治疗学委员会主任委员审批，审批后尽快购入，供临床使用。

3.2.4.6　因特殊感染患者治疗需求，或某一患者的特殊临床需要，需使用基本用药供应目录以外的抗菌药物，可以启动临时采购程序。临时采购由临床科室提出申请，说明申请购入抗菌药物的名称、剂型、规格、数量（原则上为一个患者一个疗程的使用量）、使用对象和使用理由，经抗菌药物管理工作小组会诊讨论通过后，按临时采购程序执行。

3.2.4.7　对同一通用名抗菌药物品种启动临时采购程序原则上不得超过5次，如果超过5次，应当提交医院药事管理与药物治疗学委员会讨论是否列入《抗菌药物供应目录》及《基本用药供应目录》，在获批准后按新药引进程序执行。

4　参考资料

4.1　《中华人民共和国药品管理法》（主席令〔2019〕第31号）

4.2　《医疗机构药事管理规定》（卫医政发〔2011〕11号）

4.3　《关于印发广东省医疗机构基本用药供应目录管理指南的通知》（粤卫办〔2012〕1号）

5　附件

5.1　临床急用药品临时采购审批工作流程图（图1-4-1）

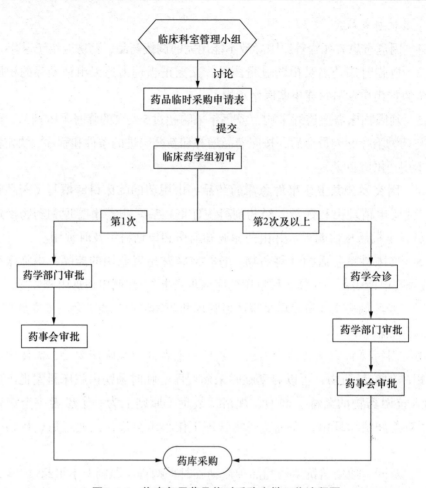

图1-4-1 临床急用药品临时采购审批工作流程图

注：1. 按品种计算，若为第1次临时采购，由临床药学组在"临床药学组意见栏"标明即可递交药学部审批；若为第2次及以上，由临床药学组组织人员到申请科室进行会诊，并将会诊意见填写在"临床药学组意见栏"处，提交药学部审批。

2. 为了保障临床用药的及时性，临床药学组须在收到申请表12小时内给出意见。

 # 五、基本用药供应目录调整规则

1 目的

为加强《医院基本用药供应目录》的规范管理，建立透明和有监督机制的药品遴选、调整管理制度，优化新药引进、品种增补及替换、淘汰机制，确保药品购销行为的合法性和规范性。

2　通用范围

适用于医院药品目录的规范化管理。

3　定义

3.1　药品增补指根据临床用药需求，增加基本用药供应目录以外的药品。新药引进指医院引进没有使用过的药品，包括通用名、剂型和规格等，且具有临床无可替代性。

3.2　新药指临床科室申请需要新增的药品，是现行《医院基本用药供应目录》当中没有的药品成分（通用名）、组方及用药途径制剂，有别于药品研发层面的"新药"定义，原则上所提药品在目录中已有相同通用名、相同用药途径的不算新药，除非其制剂设计有特殊适应证或临床用途。

4　内容

4.1　基本原则

4.1.1　坚持"临床必需，无可替代，疗效确切，基药首选，集采、国谈及医保择需配优"的原则。

4.1.2　目录总品规数不得超过1500个，其中抗菌药物品种数不超过50种，中成药品规数不超过200个，基本药物品规数不低于46%。

4.1.3　符合《处方管理办法》（原卫生部令53号）有关"一品两规"的规定。选择剂型规格时，优先考虑临床常用的剂型规格，兼顾特殊人群用药需求及安全性。

4.1.4　调整范围原则上限定为广东省挂网目录药品，按顺序优先选用《国家基本用药目录》（2018年版）、国家组织医保谈判药品及医保药品。

4.2　品规替换原则

药品生产厂家或经销商因各种原因不能向医院正常供应基本用药目录中的药品时，原则上不得进行药品替换，但确因临床需要，需替换不能正常供应的基本用药目录中药品的厂家、剂型或包装规格时，由药剂科提出申请，由药事管理与药物治疗学委员会审议，通过后方可替换原品规，纳入正常用药供应目录供正常采购使用。

4.3　药品增补和新药引进

4.3.1　各药品生产、流通企业及临床科室可以根据临床用药或开展新技术项目的需求在医院内网的药剂科资料文件夹下载《新药申请表》和《科室用药廉洁承诺书》并填写完整，经科室集体讨论后签名，并与增补药品和引进新药的资料一并提交药剂科。需提交的资料包括GMP证书、价格批文、药品批准文号、新药证书、临床资料、说明书、该品种药效学及药动学方面的资料、该品种与类似品种比较有何特点等；另外，须做过敏性试验的品种，应提供明确的试验方法。

4.3.2　药剂科组织临床药学组相关成员对提交过来的所有新药申请进行客观、公正的评估。主要围绕新药的药理作用、用法用量、适应证、不良反应及与现有药品比较优劣情况等资料编写《新药申请评估报告》，并在评估报告上填写讨论意见及集体签名。

4.3.3　药事管理与药物治疗学委员会召开新药引进评审专家会议，与会专家由监督委员会从药品遴选专家库中随机抽取，不得少于15名，讨论所有《新药申请表》及药剂科递交的《新药申请评估报告》，并对申请目录中的新药逐一进行实名制投票。赞成票至少超过有效票数50%（不含50%）者视为该药通过最后审议，决定可纳入医院基本用药供应目录。会议实行实名制投票，讨论结果一式两份，集体签名，由纪委办公室、药事管理和药物治疗学委员会秘书处分别保存。

4.3.4　通过审议的药品由药事管理与药物治疗学委员会秘书处整理，并纳入《医院基本用药供应目录》。

4.3.5　对审议通过的遴选结果在院务公开栏予以公开，接受药品采购监督委员会及社会监督员的监督。

4.3.6　对公示期满且无异议的药品由药剂科采购组限期执行采购，供应全院临床正常使用。

4.3.7　新药使用的临床评价

4.3.7.1　引进的新药6个月内如出现3起以上的严重药品不良反应，应立即暂停使用，并由当事医师填写药品不良反应监测报告，交予药品不良反应监测小组，同时报药事管理与药物治疗学委员会，药事管理与药物治疗学委员会调查后决定是否继续使用。

4.3.7.2　引进的新药6个月后申请科室用量远不达计划用量的，暂停采购，该科室不得再申请引进此药，因此造成的成本金额损失，经药事管理与药物治疗学委员会讨论由相应科室承担适当比例。

4.4　品种淘汰

4.4.1　在使用的药品中出现下列情况之一，应予从药品目录中淘汰：

4.4.1.1　食品药品监督管理部门、卫生行政管理部门公布停止使用或厂家被吊销GMP

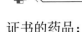

证书的药品；

4.4.1.2　发生严重不良反应的药品；

4.4.1.3　出现明显的质量问题、影响医疗安全的药品；

4.4.1.4　经药事管理和药物治疗学委员会论证，可被风险效益比或成本效益比更优的品种所替代的药品；

4.4.1.5　在充分考虑专科用药的特殊性情况下，连续6个月内仍无人或少人使用的药品；

4.4.1.6　经查实，违反医院有关规定，使用不正当手段进行临床促销的药品；

4.4.1.7　药事管理与治疗学委员会认为应当进行药品淘汰的其他情况。

药品目录品种淘汰，由药剂科或临床科室收集、提供有关资料，提出初步意见，经药事管理和药物治疗学委员会讨论审批。特殊情况下可先由药事管理和药物治疗学委员会主任委员、分管副院长或纪委办公室决定停用，事后再报药事管理和药物治疗学委员会审议。

4.5　临时采购管理

4.5.1　临时采购应当由临床科室主任组织召开科室管理小组会议讨论决定，并填写《药品临时采购申请表》和廉洁承诺书，集体签名后向药剂科提出申请，获得药事管理与治疗学委员会主任委员审批同意后，方可由药剂科一次性临时采购。

4.5.2　临时采购仅限于临床治疗必需，而现行《医院基本用药供应目录》的药品无法提供有效治疗的情况。不得临时采购现行《医院基本用药供应目录》已有同类或相似的品种、中成药和辅助性药物等临床非紧急、非必需的药品。

4.5.3　通过特殊审批临时购买的药品，只能由所申请的患者专人专用，不得用于其他患者，药库、药房严格把关，并填写《临时采购药品溯源管理登记表》（表1-5-1），做好临时采购药品保障供应工作。

4.5.4　确因临床需要连续采购，或每年采购超过5人次的临时采购药品，需要召开药事管理与药物治疗学委员会会议，按照药品增补和新药引进的条件和程序，决定是否纳入基本用药供应目录。

4.6　供应商遴选管理

供应商遴选遵循公开、公平、公正、质量优先的原则，根据经销商企业规模、配送实绩（能力、信誉）、经营范围等客观评价，选择一定数量有配送能力的供应商，优先考虑央企、国企等大型配送公司。对于新引进的品种，配送商确认应综合考虑采购平台规则、生产企业委托配送函及其他因素，在采购周期内原则上不允许变更，如特殊情况需变更供货关系的，须报药事管理与药物治疗学委员会备案。

5　参考资料

5.1　《关于印发广东省医疗机构基本用药供应目录管理指南的通知》（粤卫办〔2012〕1号）

5.2　《三级医院评审标准（2022年版）广东省综合医院实施细则》（粤卫医函〔2021〕46号）

6　附件

6.1　临时采购药品溯源管理登记表（表1-5-1）

表1-5-1　临时采购药品溯源管理登记表

编码：＿＿＿＿＿＿

1. 药品信息						
药品名称				剂型		规格
数量		单价		生产企业		
2. 患者信息						
住院号		患者姓名		诊断		
申请科室		申请医生		计划用药时间		
3. 调剂信息						
药库	实发数量			剩余数量		
	药库/药房经办人签名/日期：					
药房	发药时间		实发数量		剩余数量	
	1）经办人签名/日期：					
	发药时间		实发数量		剩余数量	
	2）经办人签名/日期：					
	发药时间		实发数量		剩余数量	
	3）经办人签名/日期：					
药库	退回时间		接收数量		其他	
	药房/药房经办人签名/日期：					
	配送企业退货时间					

备注：一式两份，药房、药库各留一份。此表三周后必须交回药库存档。

六、阳光用药监控及考核管理制度

1 目的

为了进一步加强药品临床应用管理，不断提升药事管理科学化和精细化水平，更好地保障人民健康。

2 通用范围

适用于全院药品费用监测、控制及临床各科室关键用药指标考核工作。

3 内容

3.1 明确责任

科主任为科室临床合理用药管理第一责任人。

3.2 严格落实处方（医嘱）点评制度

根据《医院处方点评管理规范（试行）》（卫医管发〔2010〕28号）、《医疗机构处方审核规范》（国卫办医发〔2018〕14号）等文件要求，充分运用信息化手段，每月组织相关专业技术人员对处方、医嘱进行专项点评。

对不合理处方和不合理医嘱从严进行处理，按所开具处方（医嘱）药物金额的3～5倍扣发开方医生绩效奖金。情节严重的，报医院班子作进一步严肃处理。

3.3 加强科室合理用药考核

根据绩效考核工作相关文件的规定，对全院各科室门诊次均药品费用增幅、住院次均药品费用增幅及麻醉科、无痛中心次均药品费用增幅按月进行统计、公示及考核。

3.3.1　门诊次均药品费用增幅的计算方法

$$门诊次均药品费用增幅＝（本月门诊患者次均药品费用－医院规定值）/$$
$$医院规定值×100\%$$
$$门诊患者次均药品费用＝门诊药品收入/门诊人次数$$

3.3.2　住院次均药品费用增幅的计算方法

住院次均药品费用增幅＝（本月出院患者次均药品费用－医院规定值）/

医院规定值×100%

出院患者次均药品费用＝出院患者药品费用/出院人次数

3.3.3　麻醉科、无痛中心次均药品费用增幅的计算方法

科室次均药品费用增幅＝（本月该科次均药品费用－医院规定值）/

医院规定值×100%

3.3.4　处理办法

对门诊、住院及麻醉科、无痛中心均次药品费用增幅超过规定的科室，给予如下处理。

3.3.4.1　对科室主任的处理

对门诊、住院及麻醉科、无痛中心均次药品费用与医院指标比较：

A．超过0～5%（不含5%）扣发该科正、副主任中层干部管理津贴15%。

B．超过5%～10%（不含10%）扣发该科正、副主任中层干部管理津贴30%。

C．超过20%及以上扣发该科正、副主任中层干部管理津贴50%。

D．对同一科室连续两个月超20%及以上扣发该科正、副主任全部中层干部管理津贴，且该科正、副主任推迟一年晋升及当年不得参与评先评优。

3.3.4.2　对科室医生的处理

对超标科室超标医生的处理：

A．超过0～5%（不含5%）扣发该医生绩效奖金10%；

B．超过5%～10%（不含10%）扣发该医生绩效奖金20%；

C．超过10%及以上扣发该医生绩效奖金30%；

D．对连续两个月超标且全院排前三名的，暂停1个月处方权，且当年不得参与评先评优。

3.3.5　年终综合目标考核

在全院药物使用比例、住院患者抗菌药物使用强度均达标的前提下，各科室的门诊次均药品费、住院次均药品费、住院患者抗菌药物使用强度等指标均达标，则一次性退还本年度所有扣罚金额，否则不予退还。

七、药品动态监测和超常预警管理规定

1　目的

加强全院药品使用管理效能，提高医务人员合理用药的自觉性，防止商业贿赂行为，

加强用药监督，保障用药的安全性、有效性、经济性。

2　通用范围

适用于本院的药品监测预警管理。

3　内容

3.1　全院使用的所有药品均为动态监测对象。

3.2　每月对使用金额前十名品种或品规进行重点检查和监控，且内部公示。

3.3　每月对使用金额前十名品种或品规的前3名医生进行重点检查和监控，且内部公示。

3.4　对临床用药金额进行动态管理，并按月进行统计及干预。

3.4.1　对于注射剂型单品种或品规的监控和干预

当月累计使用金额超过25万元（含25万元）的，阳光用药监测系统将自动停止该品种或品规在全院范围内使用，直至次月1日才能恢复正常使用。

3.4.2　对于口服剂型单品种或品规的监控和干预

当月累计使用金额超过20万元（含20万元）的，阳光用药监测系统将自动停止该品种或品规在全院范围内使用，直至次月1日才能恢复正常使用。

3.4.3　对于中药注射剂单品种或品规的监控和干预

当月累计使用金额超过5万元（含5万元）的，阳光用药监测系统将自动停止该品种或品规在全院范围内使用，直至次月1日才能恢复正常使用。

3.4.4　对于抗肿瘤药物（靶向治疗药物、免疫治疗药物）单品种或品规的监控和干预。

当月累计使用金额超过40万元（含40万元）的，阳光用药监测系统将自动停止该品种或品规在全院范围内使用，直至次月1日才能恢复正常使用。

3.5　对超常规不合理的违规用药，一经查实，立即停止使用，并报药事管理与药物治疗学委员会备案。

3.6　对出现提供回扣等医药领域不正当行为的药物，一经查实，一律停止使用，并追究相关责任人的责任；情节严重的移交司法机关处理。

4　参考资料

4.1　《关于进一步做好阳光用药制度建设验收工作的通知》（粤卫函〔2013〕427号）

八、基本药物优先和合理使用管理制度

1 目的

落实国家基本药物制度，优先合理使用基本药物，减轻群众医药费用负担。

2 通用范围

适用于全院基本药物。

3 定义

基本药物是适应基本医疗卫生需求，剂型适宜，价格合理，能够保障供应，公众可公平获得的药品。

4 内容

4.1 定期对全院医生进行基本药物优先合理使用的培训，提高全院医生对基本药物的认知与理解。

4.2 定期对临床科室基本药物使用比例进行统计、考核，以保证基本药物优先使用，同时纳入年终绩效考核。

4.3 组织编写《医院处方集》，并要求各临床科室组织学习，并落实到位，保证用药安全。

4.4 加强基本药物使用情况的监管，对未按规定使用基本药物的科室与医生，参照医院临床合理用药管理文件有关内容执行。

4.5 在HIS系统中给予【国基】字样提示，便于临床优先开具使用。

5 参考资料

5.1 《国务院办公厅关于完善国家基本药物制度的意见》（国办发〔2018〕88号）
5.2 《医疗机构药事管理规定》（卫医政发〔2011〕11号）

九、抗菌药物合理应用管理制度

1 目的

加强医院抗菌药物的临床应用管理，促进临床合理应用抗菌药物，保障医疗质量和医疗安全。

2 通用范围

适用于全院抗菌药物的临床应用指引。

3 定义

抗菌药物指治疗细菌、支原体、衣原体、立克次体、螺旋体、真菌等病原微生物所致感染性疾病的药物，不包括治疗结核病、寄生虫病和各种病毒所致感染性疾病的药物以及具有抗菌作用的中药制剂。

4 内容

4.1 抗菌药物治疗性应用的基本原则

4.1.1 诊断为细菌、真菌感染者方有指征应用抗菌药物；由结核分枝杆菌、非结核分枝杆菌、支原体、衣原体、螺旋体、立克次体及部分原虫等病原微生物所致的感染也有指征应用抗菌药物。

4.1.2 尽早查明感染病原，根据病原种类及药物敏感试验结果选用抗菌药物。临床诊断为细菌性感染的患者应在开始抗菌治疗前，及时留取合格标本（尤其血液等无菌部位标本）送病原学检测，以尽早明确病原菌和药敏结果，并据此调整抗菌药物治疗方案，对无办法留取合格标本进行检查的病例，主管医生须在病情记录上做出原因说明。

4.1.3 抗菌药物的经验治疗。对于临床诊断为细菌性感染的患者，在未获知细菌培养及药敏结果前，或无法获取培养标本时，可根据患者病情推测可能的病原体，并结合当地细菌耐药性监测数据，先给予抗菌药物经验治疗。

4.1.4 按照药物的抗菌作用及其体内过程特点选择用药。临床医师应根据各种抗菌药物的药学特点，按临床适应证正确选用抗菌药物。

4.1.5　综合患者病情、病原菌种类及抗菌药物特点制定抗菌治疗方案，在制订治疗方案时应遵循下列原则。

4.1.5.1　品种选择

根据病原菌种类及药敏试验结果尽可能选择针对性强、窄谱、安全、价格适当的抗菌药物。

4.1.5.2　给药剂量

一般按各种抗菌药物的治疗剂量范围给药。治疗重症感染（如血源感染、感染性心内膜炎等）和抗菌药物不易到达部位的感染（如中枢神经系统感染等），抗菌药物剂量宜较大（治疗剂量范围高限）；而治疗单纯性下尿路感染时，由于多数药物的尿药浓度远高于血药浓度，则可应用较小剂量（治疗剂量范围低限）。

4.1.5.3　给药途径

对于轻、中度感染的大多数患者，应予口服治疗。

仅在下列情况下可先予以注射给药：

A．不能口服或不能耐受口服给药的患者（如吞咽困难者）；

B．患者存在明显可能影响口服药物吸收的情况（如呕吐、严重腹泻、胃肠道病变或肠道吸收功能障碍等）；

C．所选药物有合适抗菌谱，但无口服剂型；

D．需在感染组织或体液中迅速达到高药物浓度以达杀菌作用者（如感染性心内膜炎、化脓性脑膜炎等）；

E．感染严重、病情进展迅速，需给予紧急治疗的情况（如血源感染、重症肺炎患者等）；

F．患者对口服治疗的依从性差。接受注射用药的感染患者经初始注射治疗病情好转并能口服时，应及早转为口服给药。

抗菌药物的局部应用宜尽量避免。

抗菌药物的局部应用只限于少数情况：

A．全身给药后在感染部位难以达到有效治疗浓度时加用局部给药作为辅助治疗（如治疗中枢神经系统感染时某些药物可同时鞘内给药，包裹性厚壁脓肿脓腔内注入抗菌药物等）；

B．眼部及耳部感染的局部用药等；

C．某些皮肤表层及口腔、阴道等黏膜表面的感染可采用抗菌药物局部应用或外用。青霉素类、头孢菌素类等较易产生过敏反应的药物不可局部应用。氨基糖苷类等耳毒性药物不可局部滴耳。

4.1.5.4　给药次数

青霉素类、头孢菌素类和其他β-内酰胺类、红霉素、克林霉素等时间依赖性抗菌药，应每日多次给药。氟喹诺酮类和氨基糖苷类等浓度依赖性抗菌药可每日给药1次。

4.1.5.5 疗程

抗菌药物疗程因感染不同而异，一般宜用至体温正常、症状消退后72～96小时，有局部病灶者需用药至感染灶控制或完全消散。但血行感染、感染性心内膜炎、化脓性脑膜炎、伤寒、布鲁菌病、骨髓炎、B族链球菌咽炎和扁桃体炎、侵袭性真菌病、结核病等需较长的疗程方能彻底治愈，同时可减少或防止复发。

4.1.5.6 抗菌药物的联合应用

单一药物可有效治疗的感染不需联合用药，仅在下列情况时联合用药：

A. 病原菌尚未查明的严重感染，包括免疫缺陷者的严重感染。

B. 单一抗菌药物不能控制的严重感染，需氧菌及厌氧菌混合感染，2种及2种以上病原菌感染，以及多重耐药菌或泛耐药菌感染。

C. 需长疗程治疗，但病原菌易对某些抗菌药物产生耐药性的感染，如某些侵袭性真菌病；或病原菌含不同生长特点的菌群，如结核和非结核分枝杆菌。

D. 毒性较大的抗菌药物，联合用药时剂量可适当减少，但需有临床资料证明其同样有效。

4.2 抗菌药物预防性应用的基本原则

4.2.1 非手术患者抗菌药物的预防性应用

4.2.1.1 预防用药目的

预防特定病原菌所致的或特定人群可能发生的感染。

4.2.1.2 预防用药基本原则

A. 用于尚无细菌感染征象但暴露于致病菌感染的高危人群。

B. 预防用药适应证和抗菌药物选择应基于循证医学证据。

C. 应针对一种或两种最可能细菌的感染进行预防用药，不宜盲目地选用广谱抗菌药或多药联合预防多种细菌多部位感染。

D. 应限于针对某一段特定时间内可能发生的感染，而非任何时间可能发生的感染。

E. 应积极纠正导致感染风险增加的原发疾病或基础状况。

F. 以下情况原则上不应预防使用抗菌药物：普通感冒、麻疹、水痘等病毒性疾病；昏迷、休克、中毒、心力衰竭、肿瘤、应用肾上腺皮质激素的患者；留置导尿管、留置深静脉导管以及建立人工气道（包括气管插管或气管切开）的患者。

4.2.1.3 对某些细菌性感染的预防用药指征与方案

在某些细菌性感染的高危人群中，有指征地预防性使用抗菌药物。此外，严重中性粒细胞缺乏（ANC≤0.1×10^9/L）持续时间超过7天的高危患者和实体器官移植及造血干细胞移植的患者，在某些情况下也有预防性使用抗菌药物的指征，但应有指南推荐。

4.2.2 围手术期抗菌药物的预防性应用

4.2.2.1 预防用药目的

主要是预防手术部位感染，包括浅表切口感染、深部切口感染和手术所涉及的器官/腔隙感染，但不包括与手术无直接关系的、术后可能发生的其他部位感染。

4.2.2.2 预防用药原则

围手术期抗菌药物预防用药，应根据手术切口类别、手术创伤程度、可能的污染细菌种类、手术持续时间、感染发生机会和后果严重程度、抗菌药物预防效果的循证医学证据、对细菌耐药性的影响和经济学评估等因素，综合考虑决定是否预防性使用抗菌药物。

A. 清洁手术（Ⅰ类切口）：通常不需预防性使用抗菌药物。但在下列情况时可考虑预防用药：

a. 手术范围大、手术时间长、污染机会增加；

b. 手术涉及重要脏器，一旦发生感染将造成严重后果者，如颅脑手术、心脏手术等；

c. 异物植入手术，如人工心瓣膜植入、永久性心脏起搏器放置、人工关节置换等；

d. 有感染高危因素如高龄、糖尿病、免疫功能低下（尤其是接受器官移植者）、营养不良等的患者。

预防用药必须遵守以下原则：

a. 在术前0.5～1小时用药，尽量不在病房用药，在手术室用药；

b. 预防性抗菌治疗疗程不能超过24小时（心脏手术可视情况延长不能超过48小时）；

c. 严禁联合应用抗生素。

B. 清洁-污染手术（Ⅱ类切口）：手术部位存在大量人体寄殖菌群，手术时可能污染手术部位导致感染，故此类手术通常需预防性使用抗菌药物。

C. 污染手术（Ⅲ类切口）：已造成手术部位严重污染的手术。此类手术需预防性使用抗菌药物。

D. 污秽-感染手术（Ⅳ类切口）：在术前即已开始治疗性应用抗菌药物，术中、术后继续，此不属预防应用范畴。

4.2.2.3 抗菌药物品种选择

根据手术切口类别、可能的污染菌种类及其对抗菌药物敏感性、药物能否在手术部位达到有效浓度等综合考虑。

4.2.2.4 给药方案

A. 给药方法：给药途径大部分为静脉输注，仅有少数为口服给药。静脉输注应在皮肤、黏膜切开前0.5～1小时内或麻醉开始时给药。万古霉素或氟喹诺酮类等由于需输注较长时间，应在术前1～2小时开始给药。

B. 预防用药维持时间：抗菌药物的有效覆盖时间应包括整个手术过程。手术时间较短（<2小时）的清洁手术术前给药1次即可。如手术时间超过3小时或超过所用药物半衰

期的2倍，或成人出血量超过1500mL，术中应追加1次。清洁手术的预防用药时间不超过24小时，心脏手术可视情况延长至48小时。清洁-污染手术和污染手术的预防用药时间也为24小时，污染手术必要时延长至48小时。过度延长用药时间并不能进一步提高预防效果，且预防用药时间超过48小时，耐药菌感染机会将增加。

4.3　侵入性诊疗操作患者的抗菌药物的预防应用

应根据现有的循证医学证据、国际有关指南推荐和国内专家的意见，对部分常见特殊诊疗操作行预防用药。

4.4　抗菌药物在特殊病理、生理状况患者中的应用

4.4.1　肾功能减退患者抗菌药的应用

4.4.1.1　基本原则

许多抗菌药物在人体内主要经肾排出，而某些抗菌药物具有肾毒性，肾功能减退的感染患者应用抗菌药物的原则如下：

A．尽量避免使用肾毒性抗菌药物，确有应用指征时，必须调整给药方案。

B．根据感染的严重程度、病原菌种类及药敏试验结果等选用无肾毒性或肾毒性低的抗菌药物。

C．根据患者肾功能减退程度以及抗菌药物在人体内排出途径调整给药剂量及方法。

4.4.1.2　抗菌药物的选用及给药方案调整

根据抗菌药物体内过程特点及其肾毒性，肾功能减退时抗菌药物的选用有以下几种情况。

A．主要由肝胆系统排泄或由肝脏代谢，或经肾脏和肝胆系统同时排出的抗菌药物用于肾功能减退者，维持原治疗量或剂量略减。

B．主要经肾排泄，药物本身并无肾毒性，或仅有轻度肾毒性的抗菌药物，肾功能减退者可应用，但剂量需适当调整。

C．肾毒性抗菌药物避免用于肾功能减退者，如确有指征使用该类药物时，需进行血药浓度监测，据此调整给药方案，达到个体化给药；也可按照肾功能减退程度（以内生肌酐清除率为准）减量给药，疗程中需严密监测患者肾功能。

4.4.2　肝功能减退患者抗菌药的应用

4.4.2.1　基本原则

肝功能减退时，抗菌药物的选用及剂量调整需要考虑肝功能减退对该类药物体内过程的影响程度以及肝功能减退时该类药物及其代谢物发生毒性反应的可能性。由于药物在肝脏代谢过程复杂，不少药物的体内代谢过程尚未完全阐明，根据现有资料，肝功能减退时抗菌药物的应用有以下几种情况。

A．主要由肝脏清除的药物，肝功能减退时清除明显减少，但并无明显毒性反应发

生，肝病时仍可正常应用，但需谨慎，必要时减量给药，治疗过程中需严密监测肝功能。红霉素等大环内酯类药物（不包括酯化物）、林可霉素、克林霉素属此类。

B．药物主要经肝脏或有相当量经肝脏清除或代谢，肝功能减退时清除减少，并可导致毒性反应的发生，肝功能减退患者应避免使用此类药物。氯霉素、利福平、红霉素酯化物等属此类。

C．药物经肝、肾两途径清除，肝功能减退者药物清除减少，血药浓度升高，同时伴肾功能减退的患者血药浓度升高尤为明显，但药物本身的毒性不大。严重肝病患者，尤其肝、肾功能同时减退的患者在使用此类药物时需减量应用。经肾、肝两途径排出的青霉素类、头孢菌素类均属此种情况。

D．药物主要由肾脏排泄，肝功能减退者不需调整剂量。氨基糖苷类抗生素属此类。

4.4.3 老年患者抗菌药的应用

由于老年人组织器官呈生理性退行性变，免疫功能减退，在应用抗菌药物时需注意以下事项。

4.4.3.1 老年人肾功能呈生理性减退，主要经肾排出的抗菌药物按常用量给药时，易导致药物在体内积蓄，血药浓度增高，出现药物不良反应。老年患者尤其是高龄患者接受主要自肾排出的抗菌药物时，应按轻度肾功能减退情况减量给药，可用正常治疗量的 $1/2 \sim 2/3$。青霉素类、头孢菌素类和其他 β 内酰胺类的大多数品种即属此类情况。

4.4.3.2 老年患者宜选用毒性低并具有杀菌作用的抗菌药物，青霉素类、头孢菌素类等 β 内酰胺类为常用药物，毒性大的氨基糖苷类、万古霉素、去甲万古霉素等药物应尽可能避免应用，有明确应用指征时应在严密观察下谨慎使用，同时应进行血药浓度监测，据此调整剂量，使给药方案个体化，以达到用药安全、有效的目的。

4.4.4 新生儿患者抗菌药物的应用

新生儿期一些重要器官尚未完全发育成熟，使用抗菌药物时需注意以下事项：

4.4.4.1 新生儿期肝、肾均未发育成熟，肝酶的分泌不足或缺乏，肾清除功能较差，因此新生儿感染时应避免应用毒性大的抗菌药物，包括主要经肾排泄的氨基糖苷类、万古霉素、去甲万古霉素等，以及主要经肝代谢的氯霉素。确有应用指征时，必须进行血药浓度监测，据此调整给药方案，个体化给药，以确保治疗安全有效。不能进行血药浓度监测者，不可选用上述药物。

4.4.4.2 新生儿期应避免应用或禁用可能发生严重不良反应的抗菌药物。可影响新生儿生长发育的四环素类、喹诺酮类应禁用，可导致脑性核黄疸及溶血性贫血的磺胺类药和呋喃类药应避免应用。

4.4.4.3 新生儿期由于肾功能尚不完善，主要经肾排出的青霉素类、头孢菌素类等 β 内酰胺类药物需减量应用，以防止药物在体内蓄积导致严重中枢神经系统毒性反应的发生。

4.4.4.4 新生儿的体重和组织器官日益成熟，抗菌药物在新生儿的药代动力学也随日龄增长而变化，因此使用抗菌药物时应按日龄调整给药方案。

4.4.5　小儿患者抗菌药物注意事项

4.4.5.1　氨基糖苷类抗生素

该类药物有明显耳、肾毒性，小儿患者应尽量避免应用。临床有明确应用指征且又无其他毒性低的抗菌药物可供选用时，方可选用该类药物，并在治疗过程中严密观察不良反应。有条件者应进行血药浓度监测，个体化给药。

4.4.5.2　万古霉素和去甲万古霉素

该类药也有一定肾、耳毒性，小儿患者仅在有明确指征时方可选用。在治疗过程中应严密观察不良反应，进行血药浓度监测，个体化给药。

4.4.5.3　四环素类抗生素

可导致牙齿黄染及牙釉质发育不良。不可用于8岁以下小儿。

4.4.5.4　喹诺酮类抗菌药

对骨骼发育可能产生不良影响，该类药物避免用于18岁以下未成年人。

4.4.6　妊娠期和哺乳期患者抗菌药物的应用

4.4.6.1　妊娠期患者抗菌药物的应用

妊娠期抗菌药物的应用需考虑药物对母体和胎儿两方面的影响。

A. 对胎儿有致畸或明显毒性作用者，如四环素类、喹诺酮类等，妊娠期避免应用。

B. 对母体和胎儿均有毒性作用者，如氨基糖苷类、万古霉素、去甲万古霉素等，妊娠期避免应用；确有应用指征时，须在血药浓度监测下使用，以保证用药安全有效。

C. 药物毒性低，对胎儿及母体均无明显影响，也无致畸作用者，确有使用抗菌药指征时，妊娠期可选用。可选用药物有：青霉素类、头孢菌素类等β内酰胺类和磷霉素等。

4.4.6.2　哺乳期患者抗菌药物的应用

哺乳期患者接受抗菌药物后，药物可自乳汁分泌，通常母乳中药物含量不高，不超过哺乳期患者每日用药量的1%；少数药物乳汁中分泌量较高，如氟喹诺酮类、四环素类、大环内酯类、氯霉素、磺胺甲噁唑、甲氧苄啶、甲硝唑等。青霉素类、头孢菌素类等β内酰胺类药物和氨基糖苷类药物在乳汁中含量低。然而无论乳汁中药物浓度如何，均存在对婴儿潜在的影响，并可能出现不良反应，如氨基糖苷类抗生素可导致婴儿听力减退，氯霉素可致婴儿骨髓抑制，磺胺甲噁唑等可致核黄疸、溶血性贫血，四环素类可致乳齿黄染，青霉素类可致过敏反应等。因此治疗哺乳期患者时应避免选用氨基糖苷类、喹诺酮类、四环素类、氯霉素、磺胺等药物。哺乳期患者应用任何抗菌药物时，均宜暂停哺乳。

5　参考资料

5.1　《抗菌药物临床应用管理办法》（原卫生部令〔2012〕第84号）

5.2 《关于印发抗菌药物临床应用指导原则（2015年版）的通知》（国卫办医〔2015〕43号）

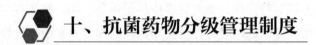

十、抗菌药物分级管理制度

1 目的

为了进一步加强医院抗菌药物临床应用管理，促进医院抗菌药物临床合理使用。

2 通用范围

适用于医院抗菌药物的使用和管理。

3 定义

抗菌药物指治疗细菌、支原体、衣原体、立克次体、螺旋体、真菌等病原微生物所致感染性疾病的药物，不包括治疗结核病、寄生虫病和各种病毒所致感染性疾病的药物以及具有抗菌作用的中药制剂。

4 内容

4.1 分级原则

根据安全性、疗效、细菌耐药性、价格等因素，将抗菌药物分为三级：非限制使用级、限制使用级与特殊使用级。具体划分标准如下：

4.1.1 非限制使用级抗菌药物指经长期临床应用证明安全、有效，对细菌耐药性影响较小，价格相对较低的抗菌药物。

4.1.2 限制使用级抗菌药物指经长期临床应用证明安全、有效，对细菌耐药性影响较大，或者价格相对较高的抗菌药物。

4.1.3 特殊使用级抗菌药物指具有以下情形之一的抗菌药物：

4.1.3.1 具有明显或者严重不良反应，不宜随意使用的抗菌药物；

4.1.3.2 需要严格控制使用，避免细菌过快产生耐药的抗菌药物；

4.1.3.3 疗效、安全性方面的临床资料较少的抗菌药物；

4.1.3.4 价格昂贵的抗菌药物。

4.2　处方权、调剂权管理

4.2.1　经培训并考核合格后，具有高级专业技术职务任职资格的医师，授予特殊使用级抗菌药物处方权。

4.2.2　经培训并考核合格后，具有中级以上专业技术职务任职资格的医师，授予限制使用级抗菌药物处方权。

4.2.3　经培训并考核合格后，具有初级专业技术职务任职资格的医师，授予非限制使用级抗菌药物处方权。

4.2.4　药师经培训并考核合格后，获得抗菌药物调剂资格。

4.2.5　临床应用特殊使用级抗菌药物应严格掌握用药指证，并经抗菌药物临床应用指导专家组专家会诊同意后，由具有高级专业技术职务任职资格的医师开具后方可使用。

4.2.6　因抢救生命垂危的患者等紧急情况，经请示有资格的医师后，可以越级使用抗菌药物，但仅限1天用量，并做好相关病历记录。

4.2.7　门、急诊不得开具特殊使用级抗菌药物。

4.3　加强临床微生物标本检测和细菌耐药监测

原则上，须根据临床微生物标本检测结果合理选用抗菌药物。

4.3.1　接受限制使用级抗菌药物治疗的住院患者在抗菌药物使用前微生物检验样本送检率不低于50%；

4.3.2　接受特殊使用级抗菌药物治疗的住院患者在抗菌药物使用前微生物检验样本送检率不低于80%。

5　参考资料

5.1　《抗菌药物临床应用管理办法》（原卫生部令〔2012〕84号）

5.2　《关于印发抗菌药物临床应用指导原则（2015年版）的通知》（国卫办医〔2015〕43号）

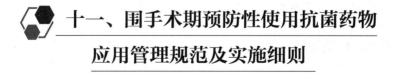

十一、围手术期预防性使用抗菌药物
应用管理规范及实施细则

1　目的

规范围手术期预防性使用抗菌药物（简称"预防用药"）的管理，减少细菌耐药，降低医药费用，促进合理用药。

2　通用范围

适用于全院外科手术预防用药工作相关的医师、药师、护士、患者及其他相关人员。

3　定义

3.1　围手术期

围手术期指围绕手术的一个全过程，从患者决定接受手术治疗开始，到手术治疗直至基本康复，包含术前、术中及术后的一段时间，具体是指从确定手术治疗时起，直到与这次手术有关的治疗基本结束为止，时间约在术前5~7天至术后7~12天。

3.2　手术部位感染

手术部位感染指围手术期（个别情况在围手术期以后）发生在切口或手术深部器官或腔隙的感染，如切口感染、脑脓肿、腹膜炎等。

4　内容

4.1　围手术期预防用药目的

预防手术部位感染，包括浅表切口感染、深部切口感染和手术所涉及的器官和腔隙感染，但不包括与手术无直接关系、术后可能发生的其他部位感染。

4.2　围手术期预防用药基本原则

4.2.1　手术预防用药应当遵循安全、有效、经济的原则。

4.2.2　预防用药不能代替严格的消毒、灭菌技术和精细的无菌操作，也不能代替术中保温和血糖控制等其他预防措施。

4.3　预防用药的适应证

围手术期抗菌药物预防用药，应根据手术切口类别、手术创伤程度、可能的污染细菌种类、手术持续时间、感染发生机会和后果严重程度、抗菌药物预防效果的循证医学证据、对细菌耐药性的影响和经济学评估等因素，综合考虑决定是否预防性使用抗菌药物。

4.3.1 清洁手术（Ⅰ类切口）

清洁手术（Ⅰ类切口）的手术脏器为人体无菌部位，局部无炎症、无损伤，也不涉及呼吸道、消化道、泌尿生殖道等人体与外界相通的器官。手术部位无污染，通常不需预防性使用抗菌药物。但在下列情况时，可考虑预防用药：①手术范围大、手术时间长、污染机会增加；②手术涉及重要脏器，一旦发生感染将造成严重后果者，如颅脑手术、心脏手术等；③异物植入手术，如人工心瓣膜植入、永久性心脏起搏器放置、人工关节置换等；④患者有感染高危因素如高龄、糖尿病、免疫功能低下（尤其是接受器官移植后）、营养不良等。

4.3.2 清洁-污染手术（Ⅱ类切口）

清洁-污染手术（Ⅱ类切口）是手术部位存在大量人体寄殖菌群，手术时可能污染手术部位引致感染，故此类手术通常需预防性使用抗菌药物。

4.3.3 污染手术（Ⅲ类切口）

污染手术（Ⅲ类切口）是已造成手术部位严重污染的手术。此类手术需预防性使用抗菌药物。

4.3.4 污秽-感染手术（Ⅳ类切口）

污秽-感染手术（Ⅳ类切口）在术前即已开始治疗性应用抗菌药物，术中、术后继续使用，此不属预防应用范畴。

4.4 预防用药的选择

4.4.1 选择抗菌药物时要根据手术部位的常见病原菌、患者病理生理状况、抗菌药物的抗菌谱、抗菌药物的药动学特点、抗菌药物的不良反应等综合考虑。原则上应选择相对广谱、效果明确、安全及价格相对低廉的抗菌药物。

4.4.2 导致手术感染的主要病原菌是葡萄球菌（金黄色葡萄球菌和凝固酶阴性葡萄球菌），一般首选第一、二代头孢菌素作为预防用药。具体预防用药选择见表1-11-1，表中所列抗菌药物的剂量均为成人剂量。必须按照表中所列抗菌药物种类、剂量使用。

4.4.3 对β-内酰胺类过敏者，可选用克林霉素（0.6～0.9g静脉给药）预防葡萄球菌感染。

4.4.4 在已证明本科室有耐甲氧西林金黄色葡萄球菌（MRSA）所致的手术切口部位感染流行时，如果进行人工材料植入手术，可选用万古霉素（0.5～1g静脉给药）预防感染。

4.4.5 小儿剂量参照药品说明书或按公式（小儿剂量＝小儿体重×成人剂量/70kg）计算。

4.4.6 外科Ⅰ类（清洁）切口手术预防用药不宜联合用药。

4.5 预防用药的给药方法

4.5.1 严格把握预防用药时机，应于切开皮肤（黏膜）前30分钟或麻醉诱导时开始给药，万古霉素应在术前2小时给药，在麻醉诱导开始前给药完毕，以保证在发生细菌污染之前血清及组织中的药物已达到有效浓度。

4.5.2　预防用药应静脉滴注，溶媒体积不超过100mL，一般应30分钟给药完毕，以保证有效浓度。对万古霉素、克林霉素另有规定，按药品说明书等有关规定执行。

4.5.3　抗菌药物的有效覆盖时间应包括整个手术过程。选择半衰期短的抗菌药物时，若手术时间超过3小时，或失血量超过1500mL，应追加1次给药，必要时还可用第3次（头孢曲松钠除外）。

4.5.4　预防用药维持时间：清洁手术的预防用药时间不超过24小时，心脏手术可视情况延长至48小时。清洁-污染手术和污染手术的预防用药时间亦为24小时，污染手术必要时延长至48小时。过度延长用药时间并不能进一步提高预防效果，且预防用药时间超过48小时，耐药菌感染机会增加。

4.6　监督管理

4.6.1　严格控制新上市的、限制性使用和特殊使用的抗菌药物预防性应用于外科手术。

4.6.2　对于有特殊病理、生理状况的患者，预防用药应参照《抗菌药物临床应用指导原则》、药品说明书等规定执行。

4.6.3　外科围手术期预防性使用抗菌药物的管理工作由医院抗菌药物管理领导小组承担，负责本院相关人员的培训、指导、管理等工作，确保本细则贯彻落实。临床药学组每月对全院围手术期预防性使用抗菌药物用药情况进行监督检查，并将不合理使用情况上报医院处方点评专家组，Ⅰ类（清洁）切口手术预防性使用抗菌药物使用率超过30%的科室应限期整改。

4.6.4　加强抗菌药物临床应用与细菌耐药监测工作，定期进行细菌耐药分析，并根据本机构耐药病原菌的分布及其耐药状况，调整预防用药的种类，并及时通报。

5　参考资料

5.1　《关于印发抗菌药物临床应用指导原则（2015年版）的通知》（国卫办医〔2015〕43号）

6　附件

6.1　抗菌药物在围手术期预防应用的品种选择表（表1-11-1）

表1-11-1　抗菌药物在围手术期预防应用的品种选择表

手术名称	切口类别	可能的污染菌	抗菌药物选择
脑外科手术（清洁，无植入物）	Ⅰ	金黄色葡萄球菌，凝固酶阴性葡萄球菌	第一、二代头孢菌素[3]，MRSA感染高发医疗机构的高危患者可用（去甲）万古霉素

续表

手术名称	切口类别	可能的污染菌	抗菌药物选择
脑外科手术（经鼻窦、鼻腔、口咽部手术）	II	金黄色葡萄球菌，链球菌属，口咽部厌氧菌（如消化链球菌）	第一、二代头孢菌素[3]±[5]甲硝唑，或克林霉素+庆大霉素
脑脊液分流术	I	金黄色葡萄球菌，凝固酶阴性葡萄球菌	第一、二代头孢菌素[3]，MRSA感染高发医疗机构的高危患者可用（去甲）万古霉素
脊髓手术	I	金黄色葡萄球菌，凝固酶阴性葡萄球菌	第一、二代头孢菌素[3]
眼科手术（如白内障、青光眼或角膜移植、泪囊手术、眼穿通伤）	I、II	金黄色葡萄球菌，凝固酶阴性葡萄球菌	局部应用妥布霉素或左氧氟沙星等
头颈部手术（恶性肿瘤，不经口咽部黏膜）	I	金黄色葡萄球菌，凝固酶阴性葡萄球菌	第一、二代头孢菌素[3]
头颈部手术（经口咽部黏膜）	II	金黄色葡萄球菌，链球菌属，口咽部厌氧菌（如消化链球菌）	第一、二代头孢菌素[3]±[5]甲硝唑，或克林霉素+庆大霉素
颌面外科（下颌骨折切开复位或内固定，面部整形术有移植物手术，正颌手术）	I	金黄色葡萄球菌，凝固酶阴性葡萄球菌	第一、二代头孢菌素
耳鼻喉科（复杂性鼻中隔鼻成形术，包括移植）	II	金黄色葡萄球菌，凝固酶阴性葡萄球菌	第一、二代头孢菌素[3]
乳腺手术（乳腺癌、乳房成形术，有植入物如乳房重建术）	I	金黄色葡萄球菌，凝固酶阴性葡萄球菌，链球菌属	第一、二代头孢菌素[3]
胸外科手术（食管、肺）	II	金黄色葡萄球菌，凝固酶阴性葡萄球菌，肺炎链球菌，革兰阴性杆菌	第一、二代头孢菌素[3]
心血管手术（腹主动脉重建、下肢手术切口涉及腹股沟、任何血管手术植入人工假体或异物，心脏手术，安装永久性心脏起搏器）	I	金黄色葡萄球菌，凝固酶阴性葡萄球菌	第一、二代头孢菌素[3]，MRSA感染高发医疗机构的高危患者可用（去甲）万古霉素
肝、胆系统及胰腺手术	II、III	革兰阴性杆菌，厌氧菌（如脆弱拟杆菌）	第一、二代头孢菌素或头孢曲松[3]±[5]甲硝唑，或头霉素类
胃、十二指肠、小肠手术	II、III	革兰阴性杆菌，链球菌属，口咽部厌氧菌（如消化链球菌）	第一、二代头孢菌素[3]，或头霉素类
结肠、直肠、阑尾手术	II、III	革兰阴性杆菌，厌氧菌（如脆弱拟杆菌）	第一、二代头孢菌素[3]±[5]甲硝唑，或头霉素类，或头孢曲松±[5]甲硝唑
经直肠前列腺活检	II	革兰阴性杆菌	氟喹诺酮类[4]
泌尿外科手术：进入泌尿道或经阴道的手术（经尿道膀胱肿瘤或前列腺切除术、异体植入及取出，切开造口、支架的植入及取出）及经皮肾镜手术	II	革兰阴性杆菌	第一、二代头孢菌素[3]，或氟喹诺酮类[4]
泌尿外科手术：涉及肠道的手术	II	革兰阴性杆菌，厌氧菌	第一、二代头孢菌素[3]，或氨基糖苷类+甲硝唑

续表

手术名称	切口类别	可能的污染菌	抗菌药物选择
有假体植入的泌尿系统手术	Ⅱ	葡萄球菌属，革兰阴性杆菌	第一、二代头孢菌素[3]＋氨基糖苷类，或万古霉素
经阴道或经腹腔子宫切除术	Ⅱ	革兰阴性杆菌，肠球菌属，B组链球菌，厌氧菌	第一、二代头孢菌素（经阴道手术加用甲硝唑）[3]，或头霉素类
腹腔镜子宫肌瘤剔除术（使用举宫器）	Ⅱ	革兰阴性杆菌，肠球菌属，B组链球菌，厌氧菌	第一、二代头孢菌素[3]±[5]甲硝唑，或头霉素类
羊膜早破或剖宫产术	Ⅱ	革兰阴性杆菌，肠球菌属，B组链球菌，厌氧菌	第一、二代头孢菌素[3]±[5]甲硝唑
人工流产-刮宫术引产术	Ⅱ	革兰阴性杆菌，肠球菌属，链球菌，厌氧菌（如脆弱拟杆菌）	第一、二代头孢菌素[3]±[5]甲硝唑，或多西环素
会阴撕裂修补术	Ⅱ、Ⅲ	革兰阴性杆菌，肠球菌属，链球菌属，厌氧菌（如脆弱拟杆菌）	第一、二代头孢菌素[3]±[5]甲硝唑
皮瓣转移术（游离或带蒂）或植皮术	Ⅱ	金黄色葡萄球菌，凝固酶阴性葡萄球菌，链球菌属，革兰阴性菌	第一、二代头孢菌素[3]
关节置换成形术、截骨、骨内固定术、腔隙植骨术、脊柱术（应用或不用植入物、内固定物）	Ⅰ	金黄色葡萄球菌，凝固酶阴性葡萄球菌，链球菌属	第一、二代头孢菌素[3]，MRSA感染高发医疗机构的高危患者可用（去甲）万古霉素
外固定架植入术	Ⅱ	金黄色葡萄球菌，凝固酶阴性葡萄球菌，链球菌属	第一、二代头孢菌素[3]
截肢术	Ⅰ、Ⅱ	金黄色葡萄球菌，凝固酶阴性葡萄球菌，链球菌属，革兰阴性菌，厌氧菌	第一、二代头孢菌素[3]±[5]甲硝唑
开放骨折内固定术	Ⅱ	金黄色葡萄球菌，凝固酶阴性葡萄球菌，链球菌属，革兰阴性菌，厌氧菌	第一、二代头孢菌素[3]±[5]甲硝唑

注：［1］（表中未见）所有清洁手术通常不需要预防用药，仅在有前述特定指征时使用。

［2］（表中未见）胃十二指肠手术、肝胆系统手术、结肠和直肠手术、阑尾手术、Ⅱ或Ⅲ类切口的妇产科手术，如果患者对β-内酰胺类抗菌药物过敏，可用克林霉素＋氨基糖苷类，或氨基糖苷类＋甲硝唑。

［3］有循证医学证据的第一代头孢菌素主要为头孢唑林，第二代头孢菌素主要为头孢呋辛。

［4］我国大肠埃希菌对氟喹诺酮类耐药率高，预防应用需严加限制。

［5］表中"±"指两种及两种以上药物可联合应用，或可不联合应用。

十二、麻醉药品、精神药品管理制度

1　目的

为严格规范麻醉药品、精神药品的管理，保证医、教、研的安全使用。

2 通用范围

适用于麻醉药品、精神药品的管理。

3 定义

3.1 麻醉药品

麻醉药品指连续使用后容易产生生理依赖性，能成瘾癖的药品。主要有阿片类、可卡因类、大麻类、合成麻醉药类及原卫生部指定的其他易成瘾的药品、药用原植物及其制剂。

3.2 精神药品

精神药品指直接作用于中枢神经系统，使之兴奋或抑制，连续使用能产生依赖性的药品。依据使人产生的依赖性和危害人体健康的程度，分为第一类精神药品和第二类精神药品，第一类精神药品按麻醉药品相关规定管理。

4 内容

4.1 组织及职责

4.1.1 麻醉药品、精神药品临床应用管理工作小组

组长：分管副院长

组员：医务部、药剂科、护理部、保卫办公室负责人。

各职能部门及设有麻醉药品、精神药品基数的相关科室和病房必须指定工作责任心强、业务熟悉的专人负责管理，人员应当保持相对稳定。日常工作由药剂科承担。

4.1.2 建立麻醉药品、精神药品使用专项检查制度，并定期组织检查，做好检查记录，及时纠正存在的问题和隐患。

4.1.3 医院定期对涉及麻醉药品、精神药品管理的医护人员进行有关法律法规、规定、专业知识、职业道德的教育和培训。

4.2 采购、验收、储存、发放

4.2.1 医院根据实际医疗需要，按照有关规定购进麻醉药品、精神药品，保持合理库存。

4.2.2 麻醉药品、精神药品入库验收必须货到即验，双人开箱验收，清点验收到最小

包装，验收记录双人签字。入库验收后立即存于保险柜中，入库账目当日完成。

4.2.3　麻醉药品、精神药品入库验收应有真实完整的购进验收记录，采用专用账册。登记内容包括：日期、凭证号、药名、剂型、规格、单位、数量、批号、有效期、生产单位、供货单位、质量情况、验收结论、库管员签字。

4.2.4　在验收中如发现缺少、破损的麻醉药品、第一类精神药品应当在供货单位送货员在场的情况下，双人清点登记，及时反馈处理。

4.2.5　储存麻醉药品、精神药品实行专人负责、专柜加锁。对进出专柜的麻醉药品、第一类精神药品建立专用账册，进出逐笔记录，内容包括：日期、凭证号、领用部门、品名、剂型、规格、单位、数量、批号、有效期、生产单位、发药人、复核人和领用人签字，做到账、物、批号相符。

4.2.6　医院对过期、损坏麻醉药品、精神药品进行销毁时，应当向上级主管行政部门提出申请，在其监督下进行销毁，并对销毁情况进行登记。

4.2.7　实行"三级"管理，即药库到药房到使用科室。

药库负责采购药品及向药房发放药品；药房负责向各使用科室发放、调配药品；使用科室负责给患者发放、使用药品，只能直接向药房领取药品。

4.3　调配和使用

4.3.1　各药房麻醉药品、第一类精神药品实行基数管理，药房凭领药申请单、患者使用后处方与空安瓶，到药库领取药品，领取后的麻醉药品、第一类精神药品数量应等于固定基数。

4.3.2　门诊药房设置固定发药窗口，有明显标识，并由专人负责麻醉药品、第一类精神药品调配。

4.3.3　医院对基数卡实行定期（一年）更新，各临床科室可视其实际情况，向药剂科提交麻醉、第一类精神药品基数卡，经药剂科主任审批同意并加盖药剂科公章后方可执行。各临床科室应严格执行麻醉、精神药品管理制度。药剂科定期对各临床科室麻醉药品、精神药品进行检查，并做好批号管理和追踪。

4.3.4　执业医师经培训、考核合格后，取得麻醉药品、第一类精神药品处方资格。

4.3.5　麻醉药品、精神药品的处方书写要求：麻醉药品和第一类精神药品为淡红色专用处方，处方右上角分别标注"麻、精一"；第二类精神药品为白色专用处方，处方右上角标注"精二"。

4.3.6　开具麻醉药品、第一类精神药品使用专用处方。为门（急）诊患者开具的麻醉药品、第一类精神药品注射剂，每张处方为1次常用量；控缓释制剂，每张处方不得超过7日常用量；其他剂型，每张处方不得超过3日常用量。哌甲酯用于治疗儿童多动症时，每张处方不得超过15日常用量。第二类精神药品处方一般每张处方不得超过7日常用量。

若第二类精神药品适用于精神疾病需长期治疗时，处方用量可适当延长，但不超过30天。

4.3.7　为门（急）诊癌症疼痛患者和中、重度慢性疼痛患者开具的麻醉药品、第一类精神药品注射剂，每张处方不得超过3日常用量；控缓释制剂，每张处方不得超过15日常用量；其他剂型，每张处方不得超过7日常用量。对盐酸哌替啶注射液处方为1次用量，且必须在院内使用。

4.3.8　医师开具麻醉药品、第一类精神药品处方时，应当在病历中记录。医师不得为他人开具不符合规定的处方或者为自己开具麻醉药品、第一类精神药品处方。

4.3.9　处方的调配人、核对人应当仔细核对麻醉药品、第一类精神药品处方，签名并进行登记；对不符合规定的麻醉药品、第一类精神药品处方，应拒绝发药。

4.3.10　医院对麻醉药品、第一类精神药品处方进行专册登记，内容包括：患者（代办人）姓名、性别、年龄、身份证明编号、病历号、疾病名称、药品名称、规格、数量、处方医师、处方编号、处方日期、发药人、复核人。

药房做到"日清日结"，专册登记。专用账册的保存期限应当自药品有效期满之日起不少于5年。

4.3.11　医院为使用麻醉药品、第一类精神药品的患者建立相应的病历。麻醉药品、第一类精神药品注射剂型仅限于院内使用或者由医师出诊至患者家中使用；医院为使用麻醉药品、第一类精神药品非注射剂型的患者建立随诊或者复诊制度，并将随诊或者复诊情况记入病历。

4.3.12　医院购买的麻醉药品、第一类精神药品只限于在本院内临床使用。

4.3.13　麻醉药品和第一类精神药品处方保存期限为3年，第二类精神药品处方保存期限为2年，到期后填写《药剂科处方销毁记录》，经药剂科主任、分管院领导审核批准后，由药库、纪委办公室、总务办公室人员等至少3人在场共同监督销毁，药库做好相关记录。

4.4　安全管理

4.4.1　医院麻醉、精神药品库必须配备保险柜，门、窗有防盗设施，并安装报警装置，门诊、急诊、住院等药房设麻醉药品、第一类精神药品周转柜的，配备保险柜，各病区设有麻醉药品、第一类精神药品基数卡，配备保险柜。

4.4.2　麻醉药品、第一类精神药品储存各环节指定专人负责，专库（柜）使用双锁，专用账册登记，明确责任，交接班有记录。

4.4.3　对麻醉药品、第一类精神药品的购入、储存、发放、调配、使用实行批号管理和追踪，必要时可以及时查找或者追回。

4.4.4　医院对麻醉药品、第一类精神药品处方统一编号管理。格式：品名，品规-使用科室-开具日期-该品种处方总张数-本张处方排序号，其中品名、科室为拼音前2位大写字母，品规为小规格为1，大规格为2。

4.4.5　患者使用麻醉药品、第一类精神药品注射剂或者贴剂的，再次调配时，应当要求将已使用原批号的空安瓿或者用过的贴剂交回，并记录收回的空安瓿或者废贴数量。

4.4.6　各临床科室、麻醉科手术室等科室使用麻醉药品、第一类精神药品注射剂后，由麻醉药品、第一类精神药品管理员负责空安瓿的回收，回收时须核对批号，清点后及时将空安瓿交回药房，药房麻醉药品、第一类精神药品管理员核对批号、清点及计数后，于领药时交回药库。

4.4.7　临床科室护士向药房领取麻醉药品、第一类精神药品时，必须持麻醉药品处方和上次用完后的空安瓿（废贴）。处方与空安瓿（废贴）的数量应相符，药房调剂人员必须仔细核对空安瓿（废贴）的品名、规格、批号、数量，复核无误后方能发药。

4.4.8　药房向药库领取麻醉药品、第一类精神药品时，需同时提交麻醉药品、第一类精神药品的处方、空安瓿。药库人员仔细查对空安瓿品名、规格、批号、数量，复核无误，并在空安瓿回收登记本上登记后方可发药。

4.4.9　医院发现下列情况，应立即向上级卫生行政管理部门、公安机关等报告：

4.4.9.1　在储存、保管过程中发生麻醉药品、第一类精神药品丢失或者被盗、被抢的；

4.4.9.2　发现骗取或者冒领麻醉药品、第一类精神药品的。

4.5　空安瓿管理

4.5.1　药库应建立《麻、精一药品空安瓿管理记录表》，记录注射剂的购进与发放、空安瓿收回、空安瓿销毁的数量与批号情况。药库麻、精一药品管理员负责清点回收的空安瓿的数量，核对批号，做到数量、批号相符。

4.5.2　空安瓿实行全程（各环节）批号与数量管理。全程各环节包括：注射剂的采购、注射剂发放、注射剂使用、空安瓿交回药房、空安瓿交回药库、空安瓿销毁。应对上述各环节的注射剂或空安瓿的批号及数量进行登记。

4.5.3　各病区、麻醉科手术室等科室使用麻、精一药品注射剂后，由麻、精一药品管理员负责空安瓿的回收，回收时须核对批号。清点后及时将空安瓿交回药房，药房麻、精一药品管理员核对批号、清点、计数后，于领药时交回药库。

4.5.4　病区（手术室）、药房、药库设置带锁专用柜，用于存放空安瓿等麻、精一药品管理相关物品。各病区、麻醉科手术室等使用麻、精一药品后，应将空安瓿妥善保管，防止丢失，并及时交回药房，确保批号和数量与领用的注射剂一致。

4.5.5　空安瓿须妥善保管，防止丢失。若空安瓿不慎破碎，须收集安瓿碎片，附上说明，经手人、证明人与科主任签字后，交药房处理。若空安瓿发生丢失，须及时报告科主任和药剂科，以便尽快查找原因、堵塞漏洞。另外，当事人要提交详细的情况说明，经手人、证明人与科主任签字，最后由药剂科作处理。

4.5.6　药库应根据注射剂使用情况，定期、及时销毁空安瓿，一般每月1次，以提高管理效率，减少空安瓿丢失的发生，由药库统一收回、集中销毁。

4.5.7　销毁前，药库麻、精一药品管理员须对收回的空安瓿进行清点、核对批号、计数，检查注射剂购买、发出与空安瓿收回的批号、数量是否相符，列出批号、数量清单并由药库负责人核实、确认，向科主任提出销毁申请，获得同意后，在药库在保卫部门人员监督下由药库麻、精一药品管理员、科室指定人员实施销毁。

4.5.8　销毁时，须对空安瓿充分砸碎，彻底毁形，最后按医疗垃圾处理。销毁后，做好销毁记录，记录空安瓿的批号、数量及玻璃碎片的去向等信息，经手人、监督人签字。

4.6　废贴管理

4.6.1　住院患者废贴回收

4.6.1.1　设贴剂基数药的病区

以废贴领取（换取）药品，如确实不能交回废贴，护士（患者）须书面说明情况及废贴的去向，并保证没有用于不法用途。当事人、证明人、护士长签字后，交药房处理。

4.6.1.2　没有设贴剂基数的病区

患者使用完毕后，须于第2天或再次取药时交回药房，双方签字。如确实不能交回废贴，护士（患者）须书面说明情况及废贴的去向，并保证没有用于不法用途，当事人、证明人、护士长签字后，交药房处理。

4.6.1.3　患者开具贴剂带出院，要求患者使用完毕后，需及时将废贴交回原住院病区（也可在回院复诊或再次入院时交回），由护士及时交回药房。

4.6.2　门诊患者废贴回收

4.6.2.1　患者需用贴剂时，医生须对患者（代办人）做好交回废贴的知情同意和教育。

4.6.2.2　医生为患者再次开具麻、精一药品贴剂时，确认患者（代办人）是否已带回废贴，否则不予开药，特殊情况未能交回，须填写保证书，说明废贴去向，保证没有用于非法用途。取药时将废贴交回药房或将保证书交药房留存。

4.6.2.3　药房药师接收废贴时，须做好记录，双方签字。

4.6.3　药房药师接收废贴后，应及时清点数量，做好记录，并妥善保管，防止丢失。

4.6.4　药库麻、精一药品管理员根据贴剂的使用情况，定期、及时核实数量后，按空安瓿销毁流程进行处理。

4.7　药品销毁

4.7.1　各病区、药房及其他使用科室应定期（每月）检查麻、精一药品的有效期、外观性状，避免药品过期、损坏，如有过期或损坏，将过期、损坏的药品及患者无偿交回的麻、精一药品及时交回药房（病区）或药库（药房），书面说明过期、损坏的原因、经过等，经手人、证明人与科主任签字后，由药库统一销毁。

4.7.2　销毁时，由药剂科向医院提出申请，医院同意后，填写销毁申请表，并向市卫生健康管理局提出申请，获同意后，在国家规定的时限内（5个工作日），在保卫办公室和市卫生与健康管理局人员的共同监督下，由药库管理员两人在药库就地销毁。

4.7.3　销毁时应在专用容器中进行，防止残留药物污染环境。销毁方式：注射剂和口服粉末可直接倒入下水道销毁；贴剂：剪碎并与其他垃圾混合彻底毁形；口服制剂：逐粒取出后作砸碎、浸泡、倒入下水道销毁等处理。对有害的麻、精一药品，毁形后按有害物质处理。

4.7.4　销毁后，及时填写销毁登记表，记录销毁过程（必要时保留照片），各流程负责人签字。

4.7.5　药库管理员对医疗垃圾进行处理，并填写交接记录、双方签名。

4.7.6　除对麻、精一药品进行销毁外，应同时对麻、精一药品的外包装箱、中包装盒等予以销毁处理。

4.7.7　销毁完毕后，应对销毁情况进行登记、收集资料并归档保存，凭销毁登记表出账。

4.8　剩余液管理

4.8.1　注射剂调配或使用后，对于未使用完的注射剂剩余液，必须有第二人在场监督下在调配或使用现场及时倾倒入下水道，用流动自来水冲掉销毁，严禁随意处理（如将药液保留在注射器内，将注射器丢进医疗废物垃圾桶等），销毁后，经手人和监督人应及时在处方或销毁记录中登记，包括批号、抛弃量、销毁人、监督人签名，对于重点部门（麻醉科手术室）未使用完的注射液和镇痛泵中的剩余药液，需由医师、护士在有视频监控下双人将剩余液倾倒入下水道，用流动自来水冲掉销毁，并逐条记录，监控录像保留180天。

4.8.2　严禁通过共用注射剂等方式剩余麻、精一药品。

5　参考资料

5.1　《麻醉药品和精神药品管理条例》2005年8月3日中华人民共和国国务院令第422号发布，根据2013年12月7日《国务院关于修改部分行政法规的决定》第一次修订；根据2016年2月6日《国务院关于修改部分行政法规的决定》第二次修订

5.2　《处方管理办法》（原卫生部，2007-02-14）

5.3　《医疗机构麻醉药品、第一类精神药品管理规定》（原卫生部，2005-11-14）

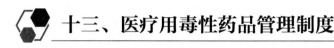

十三、医疗用毒性药品管理制度

1 目的

为加强全院医疗用毒性药品的管理，防止中毒或死亡事故的发生。

2 通用范围

适用于全院医疗用毒性药品的管理。

3 定义

3.1 医疗用毒性药品（以下简称毒性药品）

医疗用毒性药品（以下简称毒性药品）指毒性剧烈，治疗量与中毒剂量相近，使用不当会致人中毒或死亡的药品。

3.2 医疗用毒性药品管理品种

医疗用毒性药品管理品种指毒性西药品种、毒性中药品种。

4 内容

4.1 验收及保管

4.1.1 医疗用毒性药品到货后须经双人验收、核对，验收到最小包装单位。

4.1.2 医疗用毒性药品存放区域应标识清楚、醒目，设置规定的提示牌提醒医、药、护人员注意，各毒性药品的储存容器上必须印有规定的毒药标志。

4.1.3 专人、专柜、专用账册管理，毒性药品必须指定责任心强、业务熟练的药师负责。设立专门药柜加锁保管。严禁售假、发错，严禁与其他药品混杂。

4.1.4 药房调配毒性药品，必须凭执业医师签字的正式处方。每次处方剂量不得超过二日剂量。调配处方时，必须认真负责，计量准确，按医嘱注明要求，并由配方人员及具有药师以上技术职称的复核人员签名盖章后方可发出。对处方未注明"生用"的毒性中药，应当付炮制品。如发现处方有疑问时，须经原处方医生重新审定后再行调配。处方1次有效，取药后处方保存2年备查。

5 **参考资料**

5.1 《医疗用毒性药品管理办法》（国务院，1989-12-27）

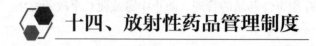

十四、放射性药品管理制度

1 **目的**

为加强全院放射性药品的管理，防止意外事故的发生。

2 **通用范围**

适用于全院放射性药品的管理。

3 **定义**

放射性药品指用于临床诊断或治疗的含有放射性核素的药品和制品，包括用于制备放射性药品的放射性核素、植入体内的放射性制品及体外放射免疫试剂盒等。

4 **内容**

4.1 医院必须向持有《企业法人营业执照》《放射性药品生产许可证》和《放射性药品经营许可证》，并在有效期内的单位购买放射性药品。

4.2 医院使用放射性药品必须获得《放射性药品使用许可证》并按期申请审核换证，《放射性药品使用许可证》有效期为5年，期满前6个月，医疗单位应当向原发证地的行政部门重新提出申请，经审核批准后换发新证。

4.3 医院应按照持有的《放射性药品使用许可证》类别所许可的范围使用放射性药品，不得超范围使用。

4.4 使用放射性药品的科室必须配备与其医疗任务相适应的仪器、设备和房屋设施，有经注册取得《医师执业证书》的医师并经过专业技术培训和有取得《放射性工作人员证》的专业技术人员。非核医学科专业技术人员或未经培训、批准的人员，不得从事放射性药品使用工作。

4.5 使用放射性药品的科室应具有保证放射性药品安全使用的规章制度，就必须购买、使用放射性药品情况进行详细登记，登记记录至少保存2年。

4.6 使用放射性药品，必须符合国家放射卫生防护管理的有关规定。使用单位必须根据放射性药品的放射性剂量和射线能量等情况，将放射性药品存放于相适应的防护装置内，以确保对人和环境安全。

4.7 制备放射性药品的医疗单位必须对所制备的放射性药品进行质量检验，并有原始资料记录，检验合格方可使用。

4.8 对于暂时不使用的放射性药品，要妥善保管，避免药品造成环境污染或丢失。

4.9 持有《放射性药品使用许可证》的医疗单位，在研究配制放射性制剂并进行临床验证前，应当根据放射性药品的特点，提供该制剂的药理、毒性等资料，由省、自治区、直辖市卫生行政部门批准，并报上级卫生行政部门备案。制剂只限本单位内使用。

4.10 使用单位必须注意收集所使用的放射性药品的不良反应等情况。放射性药品使用中如出现不良反应，使用单位应及时处理、记录，并按规定的程序及时向上级主管部门报告。

4.11 各种原因造成放射性药品内在质量（变质、失效、过期等）或外观质量（外包装严重破坏、破损、字迹不清等）发生变化，不能再继续使用者应按放射性废物处理。

4.12 放射性药品使用后的废物（包括患者排泄物），必须按国家有关规定妥善处置。

5 参考资料

《放射性药品管理办法》1989年1月13日中华人民共和国国务院令第25号发布 根据2011年1月8日《国务院关于废止和修改部分行政法规的决定》第一次修订；根据2017年3月1日《国务院关于修改和废止部分行政法规的决定》第二次修订

十五、药品类易制毒化学品管理制度

1 目的

加强药品类易制毒化学品管理，防止流入非法渠道。

2 通用范围

适用于药品类易制毒化学品的管理和使用。

3 定义

药品类易制毒化学品是指《易制毒化学品管理条例》中所确定的麦角酸、麻黄素等物质。

4 内容

4.1 采购及储存

4.1.1 药品采购员凭麻醉药品、第一类精神药品购用印鉴卡购买药品类易制毒化学品单方制剂和小包装麻黄素。

4.1.2 医院设置专库及专柜储存药品类易制毒化学品。专柜使用保险柜，实行双人双锁管理，并有防盗、报警、监控等安全措施。

4.1.3 药剂科建立药品类易制毒化学品专用账册。专用账册保存期限为自药品类易制毒化学品有效期期满之日起不少于2年。

4.1.4 各科室应指定专人负责药品类易制毒化学品使用的请领和保管，建立使用台账，做好交接记录，定期对药品类易制毒化学品进行检查，对过期、损坏的药品易制毒化学品应统一上交药库，登记造册，并向市市场监督管理局申请销毁。

4.1.5 药品类易制毒化学品入库应当双人验收，出库应当双人复核，做到账物相符。

4.1.6 如发生药品类易制毒化学品被盗、被抢、丢失或者其他流入非法渠道情形的，一经发现，立刻报告科室主任，科室主任立即上报医院保卫办公室，由保卫办公室立即报告市公安机关，同时由医院办公室向市场监督管理局和市卫健局报告。

4.2 使用管理

4.2.1 该类药品原则上不允许在门诊使用，因治疗疾病需要必须在门诊使用的患者，由患者近亲属或者患者的委托人凭医疗机构出具的医疗诊断书和本人的身份证明，可以购买药品类易制毒化学品制剂，但是不得超过单张处方的最大剂量。

4.2.2 药师须认真审核处方，严格按照药品适应证、用法、用量使用药品；开具麻黄碱及其制剂处方每次不得超过常用量，并做好用药指导，防止重复取药和套购药品现象发生。配制含麻黄碱制剂，要严格执行操作规程，实行双人投料和产品计数管理，严防原料药流失。

5 参考资料

5.1 《易制毒化学品管理条例》（国务院，2016-02-06）

5.2 《药品类易制毒化学品管理办法》（原卫生部，2010-03-18）

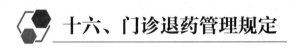

十六、门诊退药管理规定

1 目的

为进一步加强药品管理，保证药品质量和患者用药安全，贯彻执行"药品一经发出，不得退换"的规定。

2 通用范围

适用于门诊退药管理。

3 内容

3.1 退药原则

3.1.1 允许退药情况

退药过程中凡出现以下情况的可以办理退药、退款手续。

3.1.1.1 患者用药后出现严重的不良反应，不能继续使用剩余无污渍、无破损、未拆封的原包装药品。

3.1.1.2 急诊患者收入院治疗，经会诊须更改用药方案或患者在治疗中死亡要求退多余的无污渍、无破损、未拆封的原包装药品。

3.1.1.3 患者因病情变化，或门诊转住院，需要调整治疗方案的。

3.1.1.4 经药房工作人员确认，发出药品存在有明显的质量问题的。

3.1.1.5 医师不按照《处方管理办法》要求，超量或重复用药，患者要求退药或因不了解药品使用说明（如禁忌证等）错开药品的。

3.1.1.6 退回的药品内外包装必须无破损、无污迹，药品的品名、规格、批号等与全院发出的药品完全一致。

3.1.2　不允许退药

退药过程中凡出现以下情况的不能办理退药、退款手续。

3.1.2.1　所发出的是分装药品，且患者已离开药房窗口。

3.1.2.2　中药饮片，生物制品，传染病用药，毒、麻、精神药品，药品有特殊保存要求（低温、冷藏、密封）不予退药。

3.1.2.3　药品原包装被拆毁、破损、不完整；药品过期。

3.1.2.4　不能证明是本院发出的药品，批号与本院购入的药品不相符；无原始收费凭据或退药手续不全。

3.1.2.5　由于患者及家属的主观原因造成的各种情况而要求退药的，不予退药。

3.2　退药期限

一般情况下超过 15 日发出药品不得退药。

3.3　退药程序

3.3.1　患者持门诊收费票据、门诊自助缴费明细表到对应药房。

3.3.2　药房经办人对所退药品进行核实，并在门诊自助缴费明细表上明确退药情况，并签名。

3.3.3　患者持门诊收费票据和药房审核后的门诊自助缴费明细表到对应医生处进一步核实确认，并签名。

3.3.4　患者持已签名的门诊收费票据、门诊自助缴费明细表到药房办理退药，并存放在指定区域。

3.3.5　患者持已签名的门诊收费票据、门诊自助缴费明细表到收款处办理退费。

3.3.6　为确保药品安全，原则上中班、夜班不予办理退药。

4　参考资料

《医疗机构药事管理规定》（卫医政发〔2011〕11 号）

5　附件

门诊药房退药流程图（图 1-16-1）

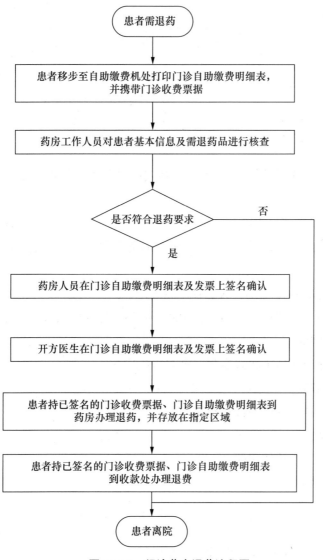

图1-16-1　门诊药房退药流程图

十七、病区退药管理规定

1　目的

为加强药品管理，确保药品质量和患者用药安全，减少浪费。

2　通用范围

适用于病区退药管理。

3　内容

3.1　对于临床合理医嘱更改、患者病情转归较快及因药物不良反应等原因引起的住院患者退药：

需临床医师在HIS系统停用医嘱，由护士提交至对应药房，药师打印退药医嘱单，由临床支持中心到退药病区收回所退药品，经药师检查药品包装、效期、厂家、批号等无误后再确认退药。

3.2　以下情况不得办理退药，按医疗废物处理：

3.2.1　包装受损（如破损、有污渍、输液药品粘有患者姓名等非药品标识或有粘贴痕迹等）、药品变量变质的；

3.2.2　特殊保存的药品（如需冷藏、冷冻的药品）；

3.2.3　传染病用药；

3.2.4　麻醉、精神、毒性等特殊药品；

3.2.5　拆零药品；

3.2.6　其他不适宜继续使用的。

4　参考资料

《医疗机构药事管理规定》（卫医政发〔2011〕11号）

5　附件

病区药房退药流程图（图1-17-1）

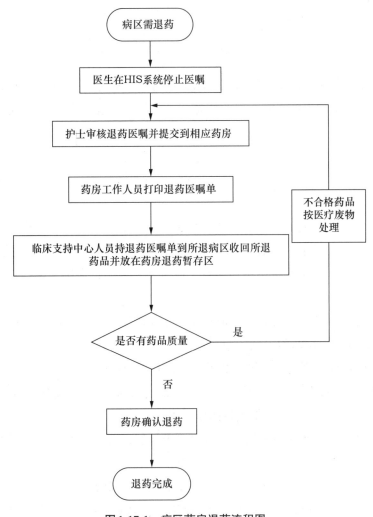

图1-17-1　病区药房退药流程图

十八、临床科室备用药品管理制度

1 目的

为了加强临床科室备用药品的质量管理，保证药品质量，确保患者用药安全有效。

2 通用范围

适用于全院临床科室备用药品的使用、领用及补充管理。

3 定义

临床科室备用药品（以下简称备用药品）指为确保患者及时用药，各病区根据临床工作的特殊需要，配备的患者必需使用的药品，包括普通备用药品及麻醉药品、精神药品等特殊管理药品。

4 内容

4.1 为满足临床科室治疗和抢救需要设立的备用药品，由护士长或指定一名责任心强，业务熟练的护士，负责药品的领用、保管和检查清理工作，在工作调动时须办理移交手续。

4.2 备用药品应结合本科室用药特点，以抢救药为主，原则上不得超过15种，由临床科室向药库申领。

4.3 如需配备少量麻醉药品、精神药品，必须按麻醉药品和精神药品管理制度执行，做好相关登记，并按核定基数申领备用。

4.4 科室应存放备用药品目录及数量清单，并报药剂科存档。

4.5 各病区药品，根据需要保持一定基数，备用药品只供住院患者按医嘱使用，非住院患者不得应用，工作人员不得擅自挪作私用。

4.6 临床科室备用药品位置为治疗室，要求标签规范、完整、清晰。药品定位存放，每日检查，定时适量领取，防止积压，保证供应。

4.7 定时清点并检查药品质量，如发现有沉淀、变色、过期等现象或标签不清及涂改者，不得使用，须及时交回药房统一报废处理，要做到账物相符，原则上所有安瓿必须有原装盒保存。

4.8 麻醉药品、精神药品，应设有保险柜，应有相应的特殊药品标识；按需要固定基数，使用后由医师开具处方，凭处方及空安瓿向对应药房领回，每日进行交接班，班班交接清楚，如有剩余药液，参照本院《麻醉药品、精神药品管理制度》执行。

4.9 注射药、内服药与外用药严格分开放置；高警示药品必须单独存放，有醒目的标志，不得与其他药物混合存放，参照本院《高警示药品管理规定》执行。

4.10 备用药品应做到"先进先出，近期先用"，距失效期小于6个月的应向药房提出更换，特殊情况与药房协商处理，每次更换都需要做好记录。

4.11 备用药品领用、补充管理

4.11.1 备用药品分为救护车药品、小药柜药品及特殊管理药品。

4.11.2 备用药品品种及数量审批后，原则上不再变动。因临床需要，确实需要增减品种、数量的，须书面写明详细理由、列出变动药品明细，提交到药剂科审核通过后执行。

4.11.3 临床科室可凭医师处方到对应药房领取、补充备用药。

4.11.4 定期检查备用药品有效期，具体参照本院《药品效期管理制度》执行。

5 参考资料

5.1 《中华人民共和国药品管理法》（主席令〔2019〕31号）

5.2 《医疗机构药事管理规定》（卫医政发〔2011〕11号）

十九、救护车急救箱药品使用管理制度

1 目的

为了保证抢救工作顺利进行，加强救护车急救药品的管理与养护。

2 通用范围

适用于救护车急救药品的管理。

3 内容

3.1 临床科室医护人员要熟练掌握急救药品的适应证、用法用量、禁忌证等药品信息，保证抢救工作的顺利进行。

3.2 急救药品必须按基数、按医院统一的排列顺序存放于救护车内，严格执行"四定"管理，即定人管理、定位存放、定品种数量、定期检查，救护车实行"8＋1＋2"管理模式，即：8种全院固定药品（各5支），1种250mL氯化钠注射液（1袋），2种科室自定药品（不定）；外出抢救箱实行"4＋1＋2"管理模式，即：4种全院固定药品（各5支），1种250mL氯化钠注射液（1袋），2种科室自定药品（不定）。

3.3 抢救车急救药品用后及时补充，如因特殊原因无法补齐时，应在抢救药品清单登记本上注明，并报告护士长协调解决，以保证抢救患者用药。

3.4 救护车上的急救药品设立专门的抢救药品物品清点登记本，保障药品质量。

3.5 护士在检查药品时如发现即将过期的药品，在相应位置应贴警示，以提示优先使用。

3.6 急救药品使用时，应记录在抢救用药记录本，并保留药品空瓶以备查对。

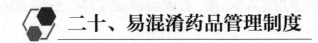

二十、易混淆药品管理制度

1　目的

为保障患者用药安全，共同防范包装看似、听似，一品多规、多剂型及同药不同商品名等易混淆药品引发的差错，规避医疗风险，保障药品使用安全。

2　通用范围

适用于本院易淆药品的管理。

3　定义

3.1　易混淆药品，指具有相同（或相近）药品名称但不同剂型，具有相同（或相近）药品名称但不同剂量，以及由其他因素可能导致混淆的药品。

3.2　本制度所称的看似药品，指外观相似（外包装相似）和（或）内包装相似（西林瓶及安瓿等相似）的药品；听似药品，指通用名或商品名或别名读音相似的药品；一品多规药品，指一种药品有多种规格；多剂型药品，指一种药有口服剂、注射剂或外用剂等剂型。

4　内容

4.1　易混淆药品的标识管理

对于易混淆的药品，各药品使用部门（药库、药房、病区治疗室、救护车等）统一要求按《高警示药品管理规定》中"专属标识"管理规定，在药品标签旁使用统一标识以示警示和区别。

4.2　易混淆药品处方的开具

4.2.1　医师应该按照药品适应证、医保限量等有关规定开具处方，并保证处方内容完整、书写规范清晰、剂量及用法准确，尤其要关注读音相似药品、同一通用名下的多种规格、多种剂型的药品。

4.2.2 原则上禁止口头医嘱。特殊抢救情况下需口头交代医嘱时，医师应慢速、清楚地口述，特别注意表述药物剂量的准确，接受口头医嘱者应复述所听内容，得到确认，口头医嘱发出者应在完成抢救工作后2小时内行书面签字确认。

4.3 易混淆药品的陈列

4.3.1 根据剂型不同，注射剂、内服药及外用药品分区摆放，分柜陈列。各部门对听似、看似、多规、多剂型等易混淆药品的摆放应合理，使其尽可能在物理位置上分开存放，并在相应货位做警示标识或文字以提醒药师或护士关注，补充药品时要仔细核对货架上的药品与补充的药品在外包装上的文字规格是否一致。

4.3.2 药名标签放置必须与陈列药品一一对应，字迹清晰。

4.3.3 原则上易混淆药品应分开放置，避免同一排放置。

4.3.4 对于听似、看似、多规、多剂型的易混淆药品应放置不同的"警示标识"，且全院统一。

4.4 易混淆药品的调剂

4.4.1 药师调剂易混淆药品时，应严格遵循"四查十对"原则，应仔细核对药品名称、规格、剂型、产地等信息，确认无误后方能发放。

4.4.2 门、急诊药房应严格按相应操作规程仔细审核、调配处方发药。如处方中有听似及看似的药品应仔细核对，如处方存有问题或怀疑存有问题，在药品调配前应与处方医师沟通确认，必要时返回修改，发药时对听似及看似药品要告知患者或陪护人员，以便使用时引起注意。

4.5 易混淆药品的使用

4.5.1 护士从药房领取药品特别是口服药时，应注意尽量保留包装或标示，对听似及看似药品、高警示药品、冰箱保存药品更应高度关注，以免混淆。

4.5.2 护士给患者使用易混淆药品时，应仔细核对药品名称、规格、剂型、给药剂量、用药途径、患者身份等，确认无误后方可给患者使用，当有疑问时，应与医师进行充分的交流或与药师联系确认，给药前应核对药品的完整性。

4.5.3 患者对服用的药物产生疑问时，护士应认真倾听，注意观察用药后的不良反应，如有过敏、中毒等反应，立即停用，并报告医师，必要时做好记录、封存及送检等工作。

4.5.4 药剂科、护理部应对各临床科室备用药品进行定期检查，药剂科负责易混淆药品管理的技术指导。

4.5.5 药剂科应每年更新易混淆药品目录，并在内网发布。

5 参考资料

5.1 《中华人民共和国药品管理法》（主席令〔2019〕31号）

5.2 《医疗机构药事管理规定》（卫医政发〔2011〕11号）

二十一、高警示药品管理规定

1 目的

为加强全院高警示药品的规范管理，提高医疗质量，保证医疗用药安全，提高合理用药水平，预防和减少用药差错。

2 通用范围

适用于本院高警示药品的管理和使用。

3 定义

高警示药品指那些本身毒性大、不良反应严重、药理作用显著且起效迅速或因使用不当极易发生严重后果，甚至危及生命的药物，包括高浓度电解质制剂、肌肉松弛剂及细胞毒化药品等。

4 内容

4.1 管理原则

统一目录、分区存放、专属标识、定期盘点、双核双签。

4.2 贮存与保管

4.2.1 高警示药品应设置专门药架或药柜，不得与其他药品混合存放。

4.2.2 高警示药品存放的药柜或药架应标识醒目，设置白底红字警示牌提醒工作人员注意。

4.2.3　加强高警示药品的效期管理，做到"先进先出，近效期先用"，确保药品质量。

4.3　调剂与使用

4.3.1　药库到药房，采取张贴专属标识，即按分放的最小包装进行张贴标识。

4.3.2　药房到病区，采取特制的白底红字塑料袋进行分装，以示警示作用。

4.3.3　在医护移动扫码终端（Personal Digital Assistant，PDA）的执行单中，药品名称前添加"【高】"字样。

4.3.4　在医嘱单的药品名称前添加"【高】"字样。

4.3.5　高警示药品使用前要充分进行安全性论证，有确切适应证才能使用。

4.3.6　高警示药品的调剂实行双人复核，做到"四查十对"，以确保调剂准确无误。

4.3.7　护理人员进行该类药品的调配与使用时，必须严格执行查对制度，双人复核，确保配制与使用准确无误。

4.4　监管

4.4.1　病区原则上不常备高警示药品（抢救药品除外），如确有需要，可少量存放，并将科室存放的高警示药品品种及基数上报药剂科存档，加强管理。

4.4.2　加强高警示药品的不良反应监测，由临床药学组定期总结分析，并及时反馈给临床医护人员。

4.4.3　高警示药品目录实行定期更新，并开展全院医务人员专项培训。

4.4.4　定期对高警示药品管理及使用情况进行督导检查，对检查中发现的问题及时分析、反馈、整改。

5　参考资料

5.1　《广东省卫生健康委关于进一步完善三级医院（综合医院、专科医院）等级评审工作的通知》（粤卫医函〔2020〕106号）

5.2　《我国高警示药品推荐目录（2019年版）》

5.3　《高危药品分级管理策略及推荐目录》

6　附件

高警示药品专属标识（图1-21-1）

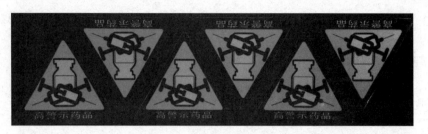

图1-21-1　高警示药品专属标识

 二十二、住院患者自备药品使用管理规定

1　目的

为加强住院患者自备药品的使用管理，保证用药安全、防止医疗纠纷。

2　通用范围

适用于全院各临床科室。

3　定义

住院患者自备药品指患者在本院住院治疗期间使用的非本院药剂科供应的药品。

4　内容

4.1　住院患者使用自备药品，必须是在本院无此药或同类药品且药品采购供应困难的情况下，并且药品为患者病情所需。

4.2　科主任作为本科室自备药品使用的第一责任人，原则上不允许住院患者使用自备药品，仅在病情必需，经科主任同意的特殊情况下，方可遵照医嘱使用。

4.2.1　在患者入院评估时，医师应询问患者既往用药史，并告知患者或家属关于本院不主张使用自备药品的规定。

4.2.2　护士发现患者未经批准擅自使用自备药，应立即制止并报告主管医师。

4.2.3　自备药品的使用必须有医嘱和使用记录。

4.3　患者因私自使用自备药品发生意外情况，医院应秉持人道主义原则，积极履行抢救义务，但相关费用、后果由患方承担。

4.4 存在下列问题之一的自备药品一律不得使用。

4.4.1 不能说明合法来源和提供购买发票（须附有药品清单）的。

4.4.2 标签不清晰的、包装不完整、外观不合格、没有法定说明书或说明书不完整的。

4.4.3 过期或变质的。

4.4.4 国产药品无国药准字号或进口药品未标明进口药品注册证号的。

4.4.5 根据药品说明书需特殊储藏条件如冷藏、冷冻、遮光等，但患者未按要求储藏保存的。

4.4.6 存在其他不适宜使用的问题的。

4.5 使用自备药品必须经过医师或护士或药师核对，具体如下：

4.5.1 核对人员：在患者/家属在场的情况下，由当班医师或护士按"4.4.2"中的内容进行核对。

4.5.2 核对内容

核对内容包括：①本院是否有此药或同类药品，且可保证供应；②药品标签、药品外包装、外观（如形状、澄明度等）、说明书、储藏条件；③品名、品规、剂型、有效期、批号、批准文号等。

4.5.3 核对结果

医师、护士负责审查患者的自备药品，在对自备药品有疑问时，可向药师咨询，核对完成后填写《住院自备药品核查表》（表1-22-1），核查表纳入病历归档保管，对符合规定的，需向患者/家属讲明使用的自备药品可能出现的（主要的或严重的）药品不良反应和注意事项，明确医患双方的相关责任和义务，对不允许使用的应及时告知患者/家属。

4.5.4 医院员工不得保管或给患者使用核对不合格的药品。

4.6 使用程序

4.6.1 患者认真阅读填写《住院患者自备药品使用知情同意书》（表1-22-2）后签名，并纳入病历归档保管。

4.6.2 医师开具患者自备药品医嘱时，注明药品名称、规格、剂量、用法，并在嘱托栏注明"患者自备"。

4.6.3 自备药品配制和使用前，由护士进行查对，使用自备药品时，由责任护士负责给药，并做好记录。

4.7 自备药品由患者住院病区护士负责保管，按药品说明书规定储存条件保管，否则不予使用。

4.8 患者提供的自备药品仅供患者本人使用，他人不得使用。

4.9 违反上述规定，擅自允许患者使用自备药品所造成的一切不良后果，由相关科室和责任人承担。

4.10 药剂科不定期对各临床科室自备药品使用情况进行督查，并形成总结、分析报告。

5 参考资料

5.1 《中华人民共和国药品管理法》（主席令〔2019〕31号）

5.2 《医疗机构药事管理规定》（卫医政发〔2011〕11号）

6 附件

6.1 住院患者自备药品核查表（表1-22-1）

6.2 住院患者自备药品使用知情同意书（表1-22-2）

表1-22-1 住院患者自备药品核查表

填表日期：　　年　　月　　日

（一）患者信息							
姓名		性别		年龄		住院号	
床号		科室		临床诊断			
（二）自备药品信息							
药品名称		剂型		规格		数量	
批号		有效期		生产企业		储藏条件	
（三）核查事项							

核查内容	核查结果	
	是	否
本院无此药或同类药品且供应困难，且病情所需		
药品标签清晰		
药品外包装完整		
外观正常（形状、澄明度）		
有法定说明书		
需要特殊储藏条件		
在有效期内		
核查结果：符合自备药品使用条件		

核查人：　　　　　　　　　　　　　　　　　　　　　　　　核查日期：　　年　　月　　日

备注：应对自备药品进行严格审查，若核查内容中出现一项为"否"，则核查结果应判定为"否"。

表1-22-2 住院患者自备药品使用知情同意书

科室			住院号		
姓名		性别		年龄	
临床诊断					
药品名称		商品名		剂型	
规格		生产批号		有效期	
批准文号		生产企业		使用数量	
患者使用自备药品的责任与风险	本人从自身利益角度出发要求使用自备药品,但任何药品均具有风险,在根据病情,切实按用药操作技术规范使用自备药品的情况下,仍有可能发生如下难以避免的用药意外、并发症或其他情况: 1. 因本人个体差异等特殊情况对药物发生过敏、中毒等不良反应,导致休克、心脏呼吸骤停、脑死亡、严重多脏器功能损害。 2. 有关药物的副作用。 3. 其他难以预料的并发症和意外,如药品本身质量问题。 4. 自备药品为假药、劣药等。 上述情况医师均已讲明。经慎重考虑,本人对使用自备药品可能出现的风险表示充分的理解,并相信医护人员将竭尽全力救治。本人将积极配合医师治疗,按规定缴纳相关费用,因使用自备药品引发的上述情况,本人放弃通过行政、司法等途径来主张权利。本人要求并授权医院使用自备药品,签字为证。 患者签名:　　　　　　家属签名:　　　　　　与患者的关系: 　　　　　　　　　　　　　　　　　　　　　　　签字日期:　　年　　月　　日				
同意使用的理由: 　　　　　　　　　　医师签名:　　　　科主任签名:　　　　　日期:　　年　　月　　日					

备注：为确保用药安全，自备药品原则上不允许在本院使用。

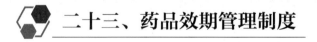

二十三、药品效期管理制度

1 目的

加强对近效期药品的管理,防止药品过期失效,保证临床用药安全有效。

2 通用范围

适用于本院所有药品的效期管理。

3 定义

药品效期指该药品被批准的使用期限，表示该药品在规定的贮存条件下能够保证质量的期限。其为控制药品质量的指标之一。

4 内容

4.1 药剂科采购的药品必须标明有效期，无有效期的药品不得采购，超过有效期的药品禁止销售。

4.2 距有效期小于6个月的药品为近效期药品，有特殊规定的除外。

4.3 药剂科原则上应采购距有效期不少于6个月的药品，采购时应根据药品的有效期，在预测药品使用量的基础上合理计划采购，避免积压、浪费。

4.4 药品验收时必须查看药品的有效期，无有效期的药品不得验收入库。1次入库多批号药品时，应分别检查批号和有效期。遇近效期药品，应与药品采购员联系，在确认无误的情况下方可收货。

4.5 药品入库时必须录入药品批号和有效期等有关信息，信息录入必须及时、准确。

4.6 在库储存药品应按品种、剂型、规格、批号分别存放，同品种不同批号的药品，必须按效期远近依次或分开存放。

4.7 药库管理人员要做好药品动态分析，对库存药品按"先进先出，近期先出"的原则，凭出库单核对无误后发放。对入库3个月不出库的药品，及时反馈给药剂科主任，在了解医院用药情况后再行决定留存或退货。

4.8 药房应按药品效期的先后有序摆放，严格遵守药品"先进先出，近期先出"的原则发放药品。

4.9 库管员、药房组长每月定时按近效期药品信息表有关内容检查各自库存药品效期，并认真填写好《药品效期管理记录表》，以便及时采取相应措施。

4.10 各病区按《药品效期管理记录表》相关内容执行，药剂科督导检查。

4.11 对于近效期药品，各药房、病区应加强养护检查，并加贴"近效期"字样专属标识。

4.12 在药品调剂、发放、补充工作中应查看药品的有效期，发现近效期和超过有效期的药品，应立即向药房组长报告。发现距失效期短于3个月的药品应向患者说明药品的有效期情况，叮嘱其及时服用，不要超效期保存。遇所调剂、发放的药品距有效期短于患者处方上标示的用药时间时，应拒绝调剂、发药，请医师修改处方。

4.13 对估计在有效期内使用不完的药品，各药房间自行调拨、调整使用。

4.14 对口服剂型效期≤1个月，药房应及时退回药库。对注射剂型效期≤2周，药房应及时退回药库，同时药库对于口服剂型效期≤1个月、注射剂型效期≤2周不得发给药房，其他剂型参照执行。

4.15 药库应根据药房退回药品的具体情况，及时办理退货，避免出现在库药品过期。

5 参考资料

《中华人民共和国药品管理法》（主席令〔2019〕31号）

二十四、药品标识管理规范

1 目的

为规范药品标识，做到统一、标准化管理全院药品标识。

2 通用范围

适用于本院药品标识的管理。

3 内容

3.1 麻醉药品、精神药品标识（图1-24-1）

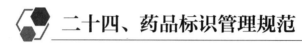

麻醉药品标识		精神药品标识	
麻		精神药品	
麻醉药品标签		精神药品标签	
盐酸吗啡注射液 （1mL：10mg）	麻	地西泮注射液 （2mL：10mg）	精神药品

图1-24-1 麻醉药品、精神药品标识

3.2　高警示药品标识（图1-24-2）

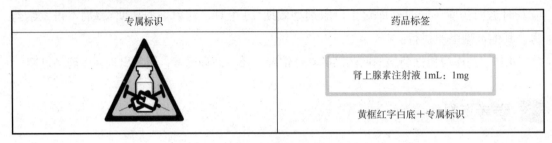

专属标识	药品标签
	肾上腺素注射液 1mL：1mg 黄框红字白底＋专属标识

图1-24-2　高警示药品标识

3.3　普通药品标识（图1-24-3）

多规格	看似	听似	近效期
多规	看似	听似	近效期
易制毒化学品	放射性药品	外用药品	毒性药品
易制毒		外	毒

图1-24-3　普通药品标识

4　参考资料

4.1　《医疗机构管理条例》1994年2月26日中华人民共和国国务院令第149号发布；根据2016年2月6日《国务院关于修改部分行政法规的决定》第一次修订；根据2022年3月29日《国务院关于修改和废止部分行政法规的决定》第二次修订

4.2　《医疗机构管理条例》（原卫生部令〔1994〕149号）

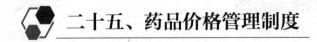

二十五、药品价格管理制度

1　目的

为进一步加强和规范医院药品价格管理行为，严格执行国家及省市药品价格主管部门制定的药品价格政策，因病施治，合理用药，切实维护患者的合法权益。

2 通用范围

适用于本院药品价格的管理。

3 内容

3.1 药品价格管理

3.1.1 凡在医院销售的药品必须严格执行国家及省市价格主管部门制定的药品价格政策，因病施治，合理用药。

3.1.2 对购进药品一律实行零加成，药品采购实行网上招标采购，由医药经销公司负责配送，确保供货价与销售价一致，药品会计人员负责对药品价格进行审核、检查、监督，由药库出入库员具体负责药品价格管理工作。

3.1.3 为增加药品价格的透明度，所有门诊、住院患者均需打印药品清单，所有进入本院各药房销售的药品，其名称、产地、剂型、规格、价格，都应在医院就诊大厅的电子显示屏滚动显示。

3.1.4 药剂科在购进药品时，严格执行药品零加成政策，对购进药品价格发生变更的药品，药库出入库员要及时提醒相关药房。

3.1.5 药品价格实行部门负责制，药品价格出现差错，要查明原因，视情况给予直接责任人批评和经济处罚。

3.1.6 药剂科各部门工作人员要及时了解各自部门的药品价格，对患者有关药品价格的询问要耐心解释，发现问题立即向科主任和药库出入库员反馈，由药库出入库员负责解决。

3.1.7 药品会计负责每月对全院药品价格进行检查，并接受上级物价部门的监督检查。

3.2 药品调价管理

3.2.1 药品调价由药库出入库员统一执行。

3.2.2 对于国家或省市相关部门集中统一调整的药品价格，药库出入库员应及时根据相关文件通知，坚持"就低不就高"的调价原则，及时调整药品价格。

3.2.3 对于其他情况，药库出入库员应及时检查各药房、药库需调价药品的库存，并进行汇总。若库存量较大的，则通知各药房间互调使用，若无库存量或极少时，药库出入库员应根据公司销售清单价格进行调价，切实减少因调价所带来的损失。

4 参考资料

《中华人民共和国药品管理法》（主席令〔2019〕第31号）

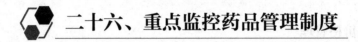

二十六、重点监控药品管理制度

1 目的

加强全院重点监控药品临床应用管理，防止临床重点监控药品的过度使用，促进临床合理用药。

2 通用范围

适用于全院重点监控药品遴选、使用及监督管理。

3 定义

重点监控药品：指有助于增加主要治疗药物的作用或通过影响主要治疗药物的吸收、作用机制、代谢以增加其疗效的药物；或有助于疾病或功能紊乱的预防和治疗的药品；或由各级卫生行政管理部门发布的重点监控药品。

4 内容

4.1 目录遴选

重点监控药品目录依据卫生行政管理部门发布的重点监控药品目录及医院实际用药情况由临床药学组拟定报医院药事管理及药物治疗学委员会讨论确定，包括但不限于能量及营养成分补充药物、免疫增强剂、脑循环与促智药、活血化瘀类药物、抗肿瘤辅助药等。

4.2 合理用药基本原则

4.2.1 临床医生应严格按照药品说明书中的适应证、药理作用、用法用量，结合患者病情和相关检验、检查指标制订合理的用药方案，在执行用药方案时要密切观察疗效，注意不良反应，根据病情和药物特点进行必要检验和影像学监测，并根据其变化情况及时修订和完善原定的用药方案。

4.2.2 临床医生在应用重点监控药品时不得随意扩大药品说明书规定的适应证、用法用量及疗程等，原则上不允许出现超说明书用药情况，若临床医生有充分循证依据（指南）支持某一药品可超说明书用药，应根据《超药品说明书用药管理制度》要求，提供相应循证依据，进行必要的备案方可使用，否则视为不合理使用。

4.2.3 临床医生在应用重点监控药品时应充分考虑药物成本与疗效比，可用可不用的药物坚决不用，可用低档药的就不用高档药，降低药品费用，用最少、最经济的药物达到预期的治疗目的。

4.3 监管与处罚

4.3.1 重点监控药品遴选参照《关于印发广东省医疗机构基本用药供应目录管理指南的通知》（粤卫函〔2012〕1号）。

4.3.2 临床药学组对连续两个月用量增长超过20%或者月使用金额排名进入全院前10位的重点监控药品进行专项点评，点评内容包括：

4.3.2.1 无指征用药或超出说明书适应证范围用药；

4.3.2.2 超剂量用药；

4.3.2.3 给药频次不当；

4.3.2.4 溶媒不当；

4.3.2.5 输注浓度不当；

4.3.2.6 疗程不当；

4.3.2.7 用药禁忌；

4.3.2.8 联合应用两种以上重点监控药品或联用中药注射剂或疗程超过7天，病历中无主任审批意见的，点评结果全院通报，并完成后续绩效奖惩工作。

4.3.3 参照本院临床合理用药管理文件有关内容进行处理。

5 参考资料

5.1 《关于印发广东省医疗机构基本用药供应目录管理指南的通知》（粤卫函〔2012〕1号）

二十七、中药注射剂临床使用规范

1 目的

加强对中药注射剂使用的管理，确保患者用药的安全。

2 通用范围

适用于本院中药注射剂的管理和使用。

3 定义

中药注射剂指从药材中提取的有效物质制成的可供注入人体内，包括肌肉、穴位、静脉注射和静脉滴注使用的灭菌溶液或乳状液、混悬液，以及供临用前配成溶液的无菌粉末或浓溶液等注入人体的制剂。

4 内容

4.1 中药注射剂合理用药的基本原则

4.1.1 选用中药注射剂应严格掌握适应证，合理选择给药途径。临床用药应遵循的原则包括：能口服给药的，不选用注射给药；能肌内注射给药的，不选用静脉注射或滴注给药；必须选用静脉注射或滴注给药的，应加强监测。

4.1.2 辨证施药，严格掌握功能主治。严格按照药品说明书规定的功能主治使用，禁止超功能主治用药。

4.1.3 严格掌握用法用量及疗程：按照药品说明书推荐剂量、调配要求、给药速度、疗程使用药品。不超剂量、过快滴注和长期连续用药。

4.1.4 严禁混合配伍，谨慎联合用药。中药注射剂应单独使用，禁忌与其他药品混合配伍使用。谨慎联合用药，如确实需要联合使用其他药品时，应谨慎考虑与中药注射剂的间隔时间以及药物相互作用等问题。

4.1.5 用药前应详细了解患者有无过敏史，对过敏体质者应慎用。

4.1.6 对老人、儿童、肝肾功能异常患者等特殊人群和初次使用中药注射剂的患者应慎重使用，加强监测。对长期使用的患者在每疗程间要有一定的时间间隔。

4.1.7 加强用药监护：用药过程中，应密切观察用药反应，特别是开始的30分钟。若发现异常，立即停药，采取积极救治措施，救治患者。

4.2 中药注射剂的管理

4.2.1 中药注射剂应当在本院内凭医师处方使用，各科室应当做好对患者过敏性休克等紧急情况进行抢救的应对措施。

4.2.2 药库要加强对中药注射剂采购、验收、储存的管理。严格执行药品进货检查验收制度，建立真实完整的购进记录，保证药品来源可追溯，坚决杜绝不合格药品进库；严格按照药品说明书中规定的药品储存条件储存药品。

4.2.3 医生要严格按照药品说明书使用，严格掌握功能主治和禁忌证；药师应加强处方审核和用药监测工作，发现不合理用药现象应及时与医生沟通解决；护士使用中药注射剂前，应严格执行用药查对制度，发现异常，立即停止使用，并按规定报告。

4.2.4 中药注射剂在使用过程中，要准确掌握使用中药注射剂患者的情况，做好临床观察和病历记录，发现可疑不良事件要及时采取应对措施，对出现损害的患者及时救治。妥善保留相关药品、患者使用后的残存药液及输液器等，以备检验，按照规定填写药品不良反应/事件报告，同时及时向医院药品不良反应/事件工作小组报告。

5 参考资料

5.1 《关于进一步加强中药注射剂生产和临床使用管理的通知》（卫医政发〔2008〕71号）

5.2 《中药注射剂临床使用基本原则》

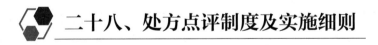

二十八、处方点评制度及实施细则

1 目的

加强处方管理，建立和完善处方评价制度，提高处方质量，规范医疗行为，促进合理用药，确保医疗安全。

2 通用范围

适用于处方点评工作流程的管理。

3 定义

处方点评指根据相关法规、技术规范，对处方书写的规范性及药物临床使用的适宜性（用药适应证、药物选择、给药途径、用法用量、药物相互作用、配伍禁忌等）进行评价，发现存在或潜在的问题，制定并实施干预和改进措施，促进临床药物合理应用的过程。

4 内容

4.1 处方点评专家组

组长：院领导

副组长：医务部主任

成员：药剂科主任、各临床科室主任等

4.2 处方点评工作小组

组长：临床药学负责人

成员：临床药师等

4.3 工作职责

4.3.1 处方点评工作小组职责

负责本院日常处方点评工作，按时将点评结果上报处方点评专家组。

4.3.2 处方点评专家组工作职责

负责对处方点评工作小组的点评结果进行审议裁决，确定最终点评结果。

4.4 处方点评的内容

4.4.1 处方书写

4.4.1.1 患者一般情况、临床诊断填写清晰、完整，并与病历记载相一致。

4.4.1.2 每张处方限于一名患者的用药。

4.4.1.3 字迹清楚，不得涂改；如需修改，应当在修改处签名并注明修改日期。

4.4.1.4 药品名称应当使用规范的中文名称书写，没有中文名称的可以使用规范的英文名称书写；医疗机构或者医师、药师不得自行编制药品缩写名称或者使用代号（大液体、维生素可暂时使用缩写，待使用电子处方后再做统一要求）；书写药品名称、剂量、规格、用法、用量要准确规范，药品用法可用规范的中文、英文、拉丁文或者缩写体书写，但不得使用"遵医嘱""自用"等含糊不清字句。

4.4.1.5 患者年龄应当填写实足年龄，新生儿、婴幼儿写日、月龄，必要时要注明体重。

4.4.1.6 西药和中成药可以分别开具处方，也可以开具一张处方，中药饮片应当单独开具处方。

4.4.1.7 开具西药、中成药处方时，每一种药品应当另起一行，每张处方不得超过5种药品。

4.4.1.8 中药饮片处方的书写，一般应当按照"君、臣、佐、使"的顺序排列；调剂、煎煮的特殊要求注明在药品右上方，并加括号，如布包、先煎、后下等；对饮片的产地、炮制有特殊要求的，应当在药品名称之前写明。

4.4.1.9 药品用法用量应当按照药品说明书规定的常规用法用量使用，特殊情况需要超剂量使用时，应当注明原因并再次签名。

4.4.1.10 除特殊情况（患者隐私需保密）外，应当注明临床诊断，"体查""取药""产检"等不能作为诊断。

4.4.1.11 开具处方后的空白处画一斜线以示处方完毕。

4.4.1.12 处方医师的签名式样和专用签章应当与留样备查的式样相一致，不得任意改动，否则应当重新登记留样备案。

4.4.2 药品用法用量

4.4.2.1 处方一般不得超过7日用量；急诊处方一般不得超过3日用量；对于某些慢性病、老年病或特殊情况，处方用量可适当延长，但医师应当注明理由。药品剂量与数量用阿拉伯数字书写。剂量应当使用法定计量单位：重量以克（g）、毫克（mg）、微克（μg）、纳克（ng）为单位；容量以升（L）、毫升（mL）为单位；国际单位（IU）、单位（U）；中药饮片以克（g）为单位。

4.4.2.2 片剂、丸剂、胶囊剂、颗粒剂分别以片、丸、粒、袋为单位；溶液剂以支、瓶为单位；软膏剂及乳膏剂以支、盒为单位；注射剂以支、瓶为单位，应当注明含量；中药饮片以剂为单位。

4.4.3 抗菌药物的规范使用

医师开具处方应依照原卫生部《抗菌药临床指导原则》和本院《抗菌药物合理应用管理制度》的规定执行。

4.4.4 特殊药品的使用评价

依据《处方管理办法》和《麻醉药品和精神药品管理条例》对麻醉药品、精神药品的使用情况进行评价。

4.4.5 处方合理用药评价

根据处方中患者基本信息和诊断，初步评价处方药品使用的合理性。

4.5 处方点评的方法

4.5.1 处方抽取方法

4.5.1.1 处方

按全院处方总数的5%（约5000份）抽取，做到样本点评，全覆盖，然后根据本办法的评价内容进行针对性地处方评价，对有问题的处方进行处方分析和评价。初审工作于当月20日前完成并形成工作总结，25日提交处方点评专家终审。

4.5.1.2 医嘱

点评出院归档病历，运行病历不点评。按全院出院归档病历总数的3%（约300份）抽取，做到样本点评，全覆盖，然后根据本办法的评价内容进行针对性地处方评价，对有问题的处方进行处方分析和评价。初审工作于当月20日前完成并形成工作总结，25日提交处方点评专家终审。

4.5.1.3 专项点评（包含但不仅限于抗菌药物、围手术期预防性使用抗菌药物、中药注射剂、糖皮质激素类药物、质子泵抑制剂、抗肿瘤药物等），有针对性地抽取该季度该类药物的处方300张，医嘱100份进行合理性评价，初审工作于次季度的第1个月的20日前完成并形成工作总结，25日提交处方点评专家终审。

4.5.2 处方点评结果分为合理处方和不合理处方

不合理处方包括不规范处方、用药不适宜处方及超常处方。

4.5.3 有下列情况之一的，应当判定为不规范处方：

4.5.3.1 处方的前记、正文、后记内容缺项，书写不规范或者字迹难以辨认的；

4.5.3.2 医师签名、签章不规范或者与签名、签章的留样不一致的；

4.5.3.3 药师未对处方进行适宜性审核的（处方后记的审核、调配、核对，发药栏目无审核调配药师及核对发药药师签名，或者单人值班调剂未执行双签名规定）；

4.5.3.4 新生儿、婴幼儿处方未写明日龄、月龄的；

4.5.3.5 西药、中成药与中药饮片未分别开具处方的；

4.5.3.6 未使用药品规范名称开具处方的；

4.5.3.7 药品的剂量、规格、数量、单位等书写不规范或不清楚的；

4.5.3.8 用法、用量使用"遵医嘱""自用"等含糊不清字句的；

4.5.3.9 处方修改未签名并注明修改日期，或药品超剂量使用未注明原因和再次签名的；

4.5.3.10 开具处方未写临床诊断或临床诊断书写不全的；

4.5.3.11 单张门急诊处方超过5种药品的；

4.5.3.12 无特殊情况下，门诊处方超过7日用量，急诊处方超过3日用量，慢性病、老年病或特殊情况下需要适当延长处方用量未注明理由的；

4.5.3.13 开具麻醉药品、精神药品、医疗用毒性药品、放射性药品等特殊管理药品

处方未执行国家有关规定的；

4.5.3.14　中药饮片处方药物未按照"君、臣、佐、使"的顺序排列，或未按要求标注药物调剂、煎煮等特殊要求的。

4.5.4　有下列情况之一的，应当判定为用药不适宜处方：

4.5.4.1　适应证不适宜的；

4.5.4.2　遴选的药品不适宜的；

4.5.4.3　药品剂型或给药途径不适宜的；

4.5.4.4　无正当理由不首选国家基本药物的；

4.5.4.5　用法、用量不适宜的；

4.5.4.6　联合用药不适宜的；

4.5.4.7　重复给药的；

4.5.4.8　有配伍禁忌或者不良相互作用的；

4.5.4.9　其他用药不适宜情况的。

4.5.5　有下列情况之一的，应当判定为超常处方：

4.5.5.1　无适应证用药的；

4.5.5.2　无正当理由开具高价药的；

4.5.5.3　无正当理由超说明书用药的；

4.5.5.4　无正当理由为同一患者同时开具2种以上药理作用相同药物的；

4.5.5.5　医师未按照抗菌药物临床应用管理规定开具抗菌药物处方的。

4.6　处方点评结果

处方点评工作小组将点评结果提交处方点评专家组审议，审议结果通过医院OA公示。对点评结果有异议的，由处方点评专家组进行复议。点评结果按医院《加强临床合理用药管理》文件相关规定执行处罚。

4.7　处方点评结果的应用与持续改进

4.7.1　定期公布处方点评结果，通报不合理处方；根据处方点评结果，对医院在药事管理、处方管理和临床用药方面存在的问题，进行汇总和综合分析评价，提出质量改进建议。

4.7.2　各临床科室主任为本科室合理用药的第一责任人，根据处方点评结果和质量改进建议，研究制定本科室合理用药改进措施，提高合理用药水平，保证患者用药安全。

5　参考资料

5.1　《处方管理办法》（原卫生部，2005年）

5.2　《医院处方点评管理规范（试行）》（卫医管发〔2010〕28号）

5.3　《抗菌药物临床应用指导原则（2015版）》（国卫办医发〔2015〕43号）

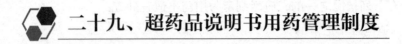

二十九、超药品说明书用药管理制度

1　目的

加强超药品说明书用药管理，保障临床用药安全。

2　通用范围

适用于全院所有药品的管理。

3　定义

超药品说明书用药又称"药品未注册用法"，是指药品使用的适应证、给药剂量、适用人群或给药途径等不在药品监督管理部门批准的说明书之内的用法。

4　内容

4.1　为保障患者用药安全，原则上不得超出药品说明书规定的范围使用，即不得超药品说明书用药。

4.2　超说明书用药时，必须充分考虑药品不良反应、禁忌证、注意事项等，权衡患者获得的利益大于可能出现的危险，并认为采用的超药品说明书用药是目前最佳治疗方案。

4.3　特殊情况需超说明书用药时必须同时具备以下条件：

4.3.1　在影响患者生活质量或危及生命的情况下，无合理的可替代药品；

4.3.2　用药目的不是试验研究；

4.3.3　有合理的医学实践证据；

4.3.4　经医院药事管理与药物治疗学委员会及伦理委员会批准；

4.3.5　保护患者的知情权。

4.4　超说明书用药的审批

4.4.1　当临床医生确实需要超药品说明书用药时，应填写《超说明书用药备案申请表》，并提供相应依据。超说明书用药依据通常为循证医学证据，包括国内外说明书、政府文件、对照试验（缩写RCT）的系统评价或Meta分析文献、其他对照试验、病例观察文献、指南及专家共识等。

4.4.2　临床药学组对超说明书用药申请进行初审，主要针对药品的超说明书用法进行循证医学评价，评价内容包括有效性等级、推荐强度和证据等级等，并完成《超药品说明书用药循证评价表》，初审完成后提交给药事管理与药物治疗学委员会审批。

4.4.3　药事管理与药物治疗学委员会集体讨论临床药学组提交的《超说明书用药备案申请表》，批准的列入超说明书用药品种目录，当超说明书用药风险较大时，还需提交给医院伦理委员会审批。

4.4.4　批准列入超说明书用药品种目录满足以下条件之一（均为最新版）：

4.4.4.1　美国、欧洲、日本说明书收录；

4.4.4.2　《中国药典临床用药须知》《临床诊疗指南》（中华医学会著、人民卫生出版社出版）收录；

4.4.4.3　国际主流指南或共识（如NCCN）收录；

4.4.4.4　Micromedex有效性、推荐等级在Ⅱb级、证据等级B级或以上；

4.4.4.5　四大医学期刊（*NEJM*、*The Lancet*、*JAMA*、*The BMJ*）或本专业SCI的Ⅰ区期刊发表的RCT研究或meta分析证明适用。

4.5　超说明书用药品种目录使用与管理

4.5.1　经药事管理与药物治疗学委员会审批通过的被列入《超说明书用药品种目录》，分别在医务部、药剂科及对应科室备案留存。

4.5.2　经药事管理与药物治疗学委员会审批通过的超说明书用药可在申请科室或全院范围内应用，经医院伦理委员会审批通过的超说明书用药只允许医务部授权的医生或科室使用。

4.5.3　未经备案的超说明书用药按超常处方处理，仅在抢救患者等紧急情况下使用，由科主任提出超说明书用药申请，报医务部、药剂科备案，并在抢救结束后补交申请资料到药剂科临床药学组。

4.5.4　原则上所有超说明书用药应当在病历中做记录，在使用前与患者签署知情同意书，明确告知其使用风险与获益。

4.5.5　药师在审核处方或医嘱时，对未列入备案的超说明书用药，应当告知处方医师，请其确认或者重新开具处方，发现严重不合理用药或者用药错误，应当拒绝调剂。

4.5.6　临床药师应对住院医嘱超说明书用药开展监测工作，对超说明书用药疗效进行认真分析、评价，对超说明书用药导致的药物不良反应，按照药品不良反应上报程序上报，及时分析原因并采取相应措施，以减少和避免因超说明书用药导致药物不良反应事件的重复发生。

4.6 监督管理

4.6.1 药事管理与药物治疗学委员会、伦理委员会负责超说明书用药的审批。

4.6.2 临床药学组负责超说明书用药的监管，提供专业的技术支持，对超说明书用药进行追踪分析评价。

4.6.3 医师未经审批而擅自进行超说明书用药的，按超常处方处理；造成不良后果的，按责任事故由医务部按有关规定处置。

4.6.4 药师未按规定调剂处方，按药剂科相关规定处罚；造成不良后果的，按责任事故由医务部按有关规定处置。

5 参考资料

5.1 《中华人民共和国药品管理法》（主席令〔2019〕31号）

5.2 《处方管理办法》（原卫生部令〔2007〕53号）

5.3 《医疗机构药事管理规定》（卫医政发〔2011〕11号）

5.4 《药品说明书和标签管理规定》（局令〔2006〕24号）

5.5 《药品未注册用法专家共识》（粤药会〔2010〕8号）

5.6 《医疗机构超药品说明书用药管理专家共识》（粤药会〔2014〕72号）

5.7 《超药品说明书用药中患者知情同意权的保护专家共识》（粤药会〔2019〕52号）

5.8 《中华人民共和国侵权责任法》（主席令第21号）

6 附件

6.1 超药品说明书用药审批及使用流程图（图1-29-1）

6.2 超药品说明书用药循证评价流程图（图1-29-2）

6.3 超药品说明书用药循证评价表（表1-29-1）

6.4 超药品说明书用药备案申请表（表1-29-2）

6.5 超药品说明书用药知情同意书（表1-29-3）

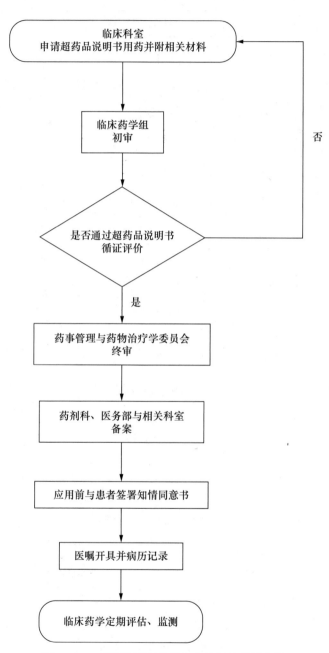

图1-29-1　超药品说明书用药审批及使用流程图

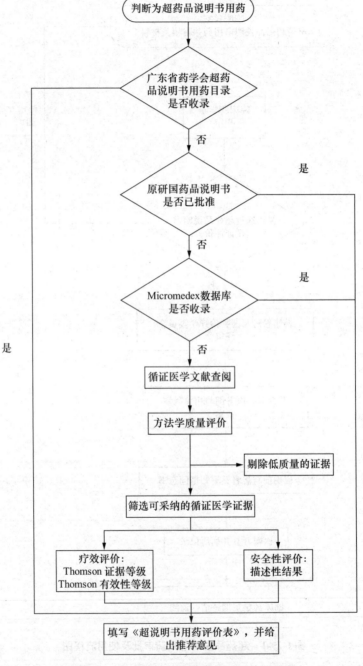

图1-29-2　超药品说明书用药循证评价流程图

表 1-29-1　超药品说明书用药循证评价表

超药品说明书用药内容：
药品名称：　　　　　　　　剂型：　　　　　　　　　　申请科室；
超说明书内容：

超药品说明书用药类别：
□超适应症　　□超用法用量　　□超给药途径　　□超给药人群　　□其他

循证审核情况汇总：
□广东省药学会超药品说明书用药目录已收录
□原研国药品说明书已批准　　　□Micromedex 收录　　　□医学文献

广东省药学会超药品说明书用药目录循证审核　　　□有　　　□无
审核结论：

药品名称	剂型	规格	批准内容	批准日期	备注

原研国药品说明书循证审核　　　□有　　　□无
审核结论：

药品名称	剂型	规格	生产企业	批准国家	批准日期	批准内容

Micromedex 数据库循证审核　　　□有　　　□无
审核结论：

有效性等级		
Ⅰ	治疗有效	□
Ⅱa	证据支持有效	□
Ⅱb	有效性具有争议	□
Ⅲ	治疗无效	□

推荐等级		
Class Ⅰ	推荐	□
Class Ⅱa	大多数情况下推荐	□
Class Ⅱb	在某些情况下推荐使用	□
Class Ⅲ	不推荐使用	□
Class Indeterminate	不明确	□

证据等级		
Category A	证据基于以下证据：随机对照试验的荟萃分析；多个、设计良好、大规模的随机临床试验	□
Category B	证据基于以下证据：结论冲突的随机对照试验的荟萃分析；小规模或研究方法有显著缺陷的随机临床试验；非随机研究	□
Category C	证据基于以下证据：专家意见或共识；个案报道或系列案例	□

续表

医学文献循证审核　　□有　　□无

医学文献	纳入循证审核数量	疗效评价结论	安全性评价结论
临床指南/专家共识			
系统评价			
随机对照试验			
非随机对照试验			
队列研究			
病例对照研究			
个案报道			
医学书籍			
其他			

医学文献循证查询结论：

疗效评价结论汇总意见：

安全性评价结论汇总意见：

超药品说明书用药循证评价综合推荐意见：

　　□强推荐　　　□弱推荐　　　□不推荐

评价人		复核人	
评价时间		复核时间	

　　备注：本评价表一式两份，由临床药学组完成，一份由临床药学留底备查，另一份提交药事管理与药物治疗学委员会讨论。

表1-29-2　超药品说明书用药备案申请表

药品名称：

说明书中规定的内容（适应证、剂量、用法、用量）

申请超说明书的内容：（勾选类别并详细说明）
□超适应证　□超用法用量　□超给药途径　□超给药人群　□其他
内容说明：（请将具体诊断或用法用量或人群写在此处）

续表

超说明书使用的原因：					
佐证材料：（请将佐证材料具体名称写在此处）					
拟授权医生：				科室	
超说明书使用循证医学证据（Micromedex 的 Thomson 分级）					

有效性等级		推荐等级		证据等级	
□Ⅰ	治疗有效	□Ⅰ	推荐	□A	随机对照试验的荟萃分析：多个、设计良好、大规模的随机临床试验
□Ⅱa	证据支持	□Ⅱa	大多数情况下推荐	□B	结论冲突的随机对照试验的荟萃分析；小规模或研究方法有显著缺陷的随机对照试验；非随机研究
□Ⅱb	有效性具有争议	□Ⅱb	在某些情况下推荐	□C	专家意见或共识：个案报道或系列案例
□Ⅲ	治疗无效	□Ⅲ	在某些情况下不推荐	□D	没有证据

临床科室主任审批意见： 　申请医师签名：　　　　主任签名：　　　日期：_____年___月___日

表1-29-3　超药品说明书用药知情同意书

姓名：_____　性别：_____　年龄：_____　科室：_____　床位：_____　住院号：_____
临床诊断：_____
超说明书用药药品名称：_____　规格：_____　剂型：_____
拟超说明书用药类型：□改变给药剂量　□改变适应人群　□改变适应证　□改变给药途径
□其他_____

　　为了您健康利益的最大化，现针对您的病情，建议使用"超说明书用药"。为此，特告知如下事项：

　　1. 您的病情，目前临床常规使用药品并不理想。在充分考虑药品不良反应、禁忌证、注意事项，权衡患者获得的利益大于可能出现的危险，我们认为超说明书使用该药品是您目前的最佳治疗方案。

　　2. 本超说明书用药不是用于临床试验或科研目的。

　　3. 您有权利要求医师用通俗的语言对本知情同意书所载内容进行讲解，在医师讲解后您有权利向其提问，并应当得到客观、科学的回答。

　　4. 您已经被告知并理解，使用被告知药品可能发生意外或如下不良反应，包括且不限于：

　　5. 如果发生医疗意外情况或上述不良反应，医生将按有关诊治常规积极救治病人，使您尽快地康复。

　　我声明：经医师告知，我已经充分理解上述情况，同意并接受本次超说明书用药，并接受此种治疗可能发生的医疗风险。

　　患者或家属（监护人）签名：_____　与患者关系：_____
　　医师签名：_____　科主任签名_____

日期：　　年　　月　　日

　　如果患者为未成年人、患者丧失意识或各种原因导致思维障碍，由监护人或亲属代签本知情同意书。如果患者曾明确告知同意（或近家属要求）对其采取隐瞒病情的保护性医疗措施，由患者书面授权的自然人（或近家属）签署本知情同意书，归患者病历存档。

三十、抗肿瘤药物临床应用管理实施细则

1　目的

为加强全院抗肿瘤药物临床应用管理，提高抗肿瘤药物临床应用水平，保障抗肿瘤药物使用的医疗质量和医疗安全。

2　通用范围

适用于全院抗肿瘤药物、使用抗肿瘤药物的临床科室。

3　定义

抗肿瘤药物指通过细胞杀伤、免疫调控、内分泌调节等途径，在细胞、分子水平进行作用，达到抑制肿瘤生长或消除肿瘤的药物，一般包括化学治疗药物、分子靶向治疗药物、免疫治疗药物、内分泌治疗药物等。

4　内容

4.1　分级管理

根据安全性、可及性、经济性等因素，将抗肿瘤药物分为限制使用级和普遍使用级。

4.1.1　限制使用级指具有下列特点之一的抗肿瘤药物。

4.1.1.1　药物不良反应大，适应证窄，禁忌证多，若使用不当可能对人体造成严重损害的抗肿瘤药物。

4.1.1.2　上市时间短、用药经验少的新型抗肿瘤药物。

4.1.1.3　价格昂贵、经济负担沉重的抗肿瘤药物。

4.1.2　普通使用级指除限制使用级抗肿瘤药物外的其他抗肿瘤药物。

4.2　遴选与采购

4.2.1　遴选

4.2.1.1　根据相关文件及上级部门指导意见，并结合本院肿瘤疾病诊疗需求制定抗肿瘤药物供应目录，实行定期调整管理。

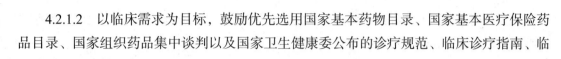

4.2.1.2　以临床需求为目标，鼓励优先选用国家基本药物目录、国家基本医疗保险药品目录、国家组织药品集中谈判以及国家卫生健康委公布的诊疗规范、临床诊疗指南、临床路径中涉及的品种。

4.2.1.3　引进新抗肿瘤药物品种，应当由临床科室提交新药申请表→临床药学组进行药学评估→抗肿瘤药物临床应用管理工作小组初审→药事管理与药物治疗学委员会组织专家进行投票表决，票数超过2/3视为通过，将纳入《医院基本用药供应目录》，正常采购供临床使用，否则视为不通过。

4.2.1.4　对于临床优势明显、安全性高或临床急需、无可替代的创新药物，在充分评估的基础上，简化引进流程，及时纳入抗肿瘤药物供应目录。

4.2.1.5　对于存在重大安全隐患、疗效不确定、成本-效益比差或者严重违规使用等情况的抗肿瘤药物，临床科室、药剂科或抗肿瘤药物临床应用管理工作小组提出清退或者更换意见，经药事管理与药物治疗学委员会讨论通过后执行。清退或者更换的抗肿瘤药物品种或者品规原则上12个月内不得重新进入抗肿瘤药物供应目录。

4.2.2　采购

4.2.2.1　抗肿瘤药物由药剂科按照抗肿瘤药物供应目录统一采购供应，其他科室或部门不得从事抗肿瘤药物的采购、调剂活动。

4.2.2.2　因特殊治疗需要使用抗肿瘤药物供应目录以外抗肿瘤药物的，可以启动临时采购程序，由临床科室提出申请，经药事管理与药物治疗学委员会审核同意后，由药剂科临时一次性购入使用。

4.2.2.3　加强行风建设，规范抗肿瘤药物采购，对存在不正当销售行为或违规销售的企业，依法依规及时采取暂停进药、清退等措施。

4.3　处方权和调配权

医师经参加专项培训并考核合格后，具有副高级及以上专业技术职务任职资格的医师授予限制使用级抗肿瘤药物的处方权，具有初级及以上专业技术职务任职资格的医师授予普通使用级抗肿瘤药物的处方权。

药师参加专项培训并考核合格后，授予抗肿瘤药物处方审核、调配权。

4.4　配置管理

4.4.1　抗肿瘤药物静脉用药调配相关护理、药学专业技术人员，应经过相关专业知识、操作技能、配置流程及安全防护等培训（孕妇或疑已受孕者应避免接触），并考核合格。

4.4.2　抗肿瘤药物的存放应与药品说明书储存要求相符；抗肿瘤药物中的细胞毒性药物应列入医院高警示药品管理目录，应设专柜集中存放并有明显标识，不得与其他药品混合存放。各病房原则上不存放细胞毒性药物，现用现领，因临床确实需要，也应专柜存放并有明显标识，符合高警示药品的管理规定。

4.4.3　抗肿瘤药物配置成品的保存条件，如放置时间、储存温度、是否需要避光等应符合药品说明书要求，以保证药效。

4.4.4　用药过程中，应注意抗肿瘤药物的保存条件、给药方式、输注速度、输注时间、渗漏处理等各个环节，严格把关。

4.5　外渗和溢出管理

抗肿瘤药物输送车及使用抗肿瘤药物的护理单元配备危险化学品溢出应急箱。医护人员应掌握抗肿瘤药物的相关不良反应及药物外溢时的应急预案和处置办法。特别是细胞毒性药物，一旦出现给药部位药液漏出，需及时采取相应的对症处理，以减轻对患者造成的局部损害。

4.5.1　外渗处理

4.5.1.1　一旦发现抗肿瘤药物外渗时，应立即停止输入，可保留针头接注射器，尽量回抽漏于皮下的外渗药物，然后拔除针头。

4.5.1.2　发生外渗后要及时通知医生及病房护士长。

4.5.1.3　可用利多卡因注射液＋地塞米松注射液局部封闭，既可以稀释外漏的药液和阻止药液的扩散，又起到镇痛作用，封闭液的量可根据需要配制。

4.5.1.4　外渗24小时内可以用冰袋局部冷敷（奥沙利铂针除外），冷敷期间应加强观察，防止冻伤，冷敷可使血管收缩，减少药液向周围组织扩散。

4.5.1.5　避免患者局部受压，外涂镇痛软膏或乳膏，如双氯芬酸钠乳膏，外渗局部肿胀严重的可以用50%硫酸镁湿敷并与镇痛乳膏交替使用。

4.5.1.6　抬高患肢。

4.5.1.7　加强随访观察。

4.5.2　溢出处理

包括在运送或使用过程中发生意外破碎或药液溢出等。

4.5.2.1　如果患者的床单被＜5mL细胞毒性药物液体或48小时内接受细胞毒性药物患者的血液、呕吐物和排泄物等污染，应戴口罩、手套、帽子后将污染床单放入双层黄色垃圾袋内，按化疗废弃物处理。

4.5.2.2　溢出量较多时，应放置警示牌，穿个人防护设备（隔离衣、鞋套、乳胶手套、眼罩、口罩），按要求清理溢出物，吸收泄漏液的废弃物品放入黄色医疗废弃袋中，按化疗废弃物处理。

4.5.2.3　药物完全被除去后，被污染地方先用清洁剂清洗，再用清水清洗。将所有污染物品及清扫用物放入黄色医疗垃圾袋，双层密封，并标上"化疗废弃物"，由专人送到专门的地方，按化疗废弃物处理。

4.5.3　接触处理

人体接触到细胞毒性药物，应立即用肥皂和大量清水彻底冲洗受污部位。

4.5.3.1　如果发生手或手套严重污染，应立即脱去手套，洗手。

4.5.3.2　若眼睛接触到细胞毒性药物，应撑开眼睑用水冲洗接触的眼睛至少5分钟。

4.5.3.3　立即报告科室部门负责人，必要时到急诊科诊治。

4.5.3.4　及时通过不良事件上报系统上报不良事件，力求准确、规范。

4.6　监督管理

4.6.1　药剂科定期组织抗肿瘤药物规范合理应用的专科培训和学习，并进行相关知识的考核。护理人员应加强抗肿瘤药物安全性、配置管理、渗漏和溢出等处理的培训。

4.6.2　医师应根据各类抗肿瘤药物的说明书、临床使用指南或规范，合理使用抗肿瘤药物。

4.6.3　临床科室要加强抗肿瘤药物安全性监测，按照"可疑即报"的原则，及时上报药品不良反应。

4.6.4　各科室应加强抗肿瘤药物临床应用的管理，并将抗肿瘤药物安全与合理使用纳入医疗质量和综合目标管理考核体系。

5　参考资料

5.1　《新型抗肿瘤药物临床应用指导原则》（2020年版）

5.2　《抗肿瘤药物临床应用管理办法（试行）》

6　附件

6.1　抗肿瘤药物分级管理目录（表1-30-1）

表1-30-1　抗肿瘤药物分级管理目录

分类	作用机制分类	限制使用级	普通使用级
细胞毒类药物	影响DNA结构与功能的药物		环磷酰胺
			异环磷酰胺
			替莫唑胺
			顺铂
			卡铂
			奥沙利铂

续表

分类	作用机制分类	限制使用级	普通使用级
细胞毒类药物	影响DNA结构与功能的药物		博来霉素
			伊立替康
			奈达铂
			依托泊苷
	干扰转录过程和阻止RNA合成的药物		表柔比星
			多柔比星
			吡柔比星
	影响核酸生物合成的药物	培美曲塞二钠	甲氨蝶呤
			替吉奥
			氟尿嘧啶
			卡培他滨
			氟达拉滨
			羟基脲
			雷替曲塞
			阿糖胞苷
			阿扎胞苷
			达卡巴嗪
	抑制蛋白质合成与功能的药物		多西他赛
			长春瑞滨
			长春新碱
			紫杉醇
	调节体内激素平衡药物	阿比特龙	来曲唑
		戈舍瑞林	比卡鲁胺
		曲普瑞林	他莫昔芬
		奥曲肽（微球）	阿那曲唑
非细胞毒类药物	分子靶向药物	奥希替尼	贝伐珠单抗
		克唑替尼	尼妥珠单抗
		利妥昔单抗	达沙替尼
		芦可替尼	伊马替尼
		尼洛替尼	吉非替尼
		奥拉帕利	阿法替尼
		吡咯替尼	阿帕替尼
		帕妥珠单抗	西妥昔单抗
		硼替佐米	维A酸
		曲妥珠单抗	

续表

分类	作用机制分类	限制使用级	普通使用级
非细胞毒类药物	分子靶向药物	阿来替尼	
		安罗替尼	
		伊布替尼	
		瑞戈非尼	
		三氧化二砷	
	其他类	来那度胺	沙利度胺

注：限制使用级21个；普通使用级41个。

三十一、糖皮质激素类药物使用规范及分级管理制度

1 目的

为规范本院糖皮质激素类药物的临床应用，避免或减少不良反应，保障患者的用药安全，提高疗效及降低医药费用。

2 通用范围

适用于全院糖皮质激素类药物。

3 定义

糖皮质激素（glucocorticoid，GCS）是由肾上腺皮质中束状带分泌的一类甾体激素，主要为皮质醇（cortisol），具有调节糖、脂肪和蛋白质的生物合成和代谢的作用，还具有抑制免疫应答、抗炎、抗毒、抗休克作用。

4 内容

4.1 糖皮质激素类药物使用原则

4.1.1 正确、合理使用糖皮质激素类药物应满足以下两点：一是治疗适应证掌握是否准确；二是品种及给药方案选用是否正确、合理。

4.1.2 糖皮质激素类药物在非必要时，应尽量不用；必须使用时，应严格按照规定的

剂量和疗程用药。不能将糖皮质激素类药物当作"万能药"而随意使用。

4.1.3 制定个体化的给药方案，注意剂量、疗程和合理的给药方法、间隔时间、用药途径。

4.1.4 注重药物经济学，降低患者药物费用支出。

4.2 糖皮质激素类药物临床使用细则

4.2.1 糖皮质激素类药物使用细则

4.2.1.1 对发热原因不明者，不得使用糖皮质激素类药物。

4.2.1.2 对病毒感染性疾病者，原则上不得使用糖皮质激素类药物。

4.2.1.3 使用糖皮质激素类药物应有明确的指征，并根据药物的适应证、药物动力学特征及患者的病情特点，严格选药，并注意剂量、疗程和给药方法进行个性化给药。原则上糖皮质激素使用时间一般不超过3天，使用剂量不超过说明书规定。

4.2.1.4 对已经明确诊断，确实需要较长时间使用糖皮质激素时，应努力寻找最小维持剂量或采用间歇疗法，当病情稳定后应有计划地逐步停药或改用其他药物和治疗方法。

4.2.1.5 在明确诊断，确实需要使用糖皮质激素药物的患者，应注意以下事项：

A．因细菌感染而需要使用糖皮质激素类药物的患者，要配合使用敏感而足量的抗菌药物。

B．患者尤其是老年患者在服用糖皮质激素类药物时，应常规补充钙剂和维生素D，以防止骨质疏松的发生。

C．服用糖皮质激素类药物期间应经常检测血糖，以便及时发现类固醇性糖尿病。

D．对长期用药者，糖皮质激素类药物的给药时间应定在早晨8时和下午4时，以尽可能符合皮质激素的生理分泌规律。在撤药时，应采取逐渐减量的方式，以使自身的皮质功能得以逐渐恢复。

E．防止各种感染的发生，特别是防止多重感染的发生。

F．为减少对胃肠道的刺激，可在饭后服用，或加用保护胃黏膜药物。

4.2.2 下列情况禁用糖皮质激素类药物：

4.2.2.1 对糖皮质激素类药物过敏；

4.2.2.2 当感染缺乏有效对病因治疗药物时，如水痘和霉菌感染等；

4.2.2.3 病毒感染，如水痘、单纯疱疹性角膜炎、角膜溃疡等；

4.2.2.4 活动性消化性溃疡；

4.2.2.5 近期做过胃肠吻合术、骨折、创伤修复期；

4.2.2.6 严重糖尿病；

4.2.2.7 严重高血压；

4.2.2.8　妊娠初期和产褥期；

4.2.2.9　癫痫、精神病患者；

4.2.2.10　活动性肺结核；

4.2.2.11　较严重的骨质疏松；

4.2.2.12　寻常型银屑病。

4.3　糖皮质激素类药物分级管理制度

4.3.1　严格限制没有明确适应证的糖皮质激素的使用，不能单纯以退热和镇痛为目的使用糖皮质激素。

4.3.2　冲击疗法需由具有主治医师以上专业技术职务任职资格的医师开具。

4.3.3　短、中程糖皮质激素治疗时，需由具备医师以上专业技术职务任职资格的医师开具，且需严格掌握适应证，品种选择原则上使用国家基本药物目录内的品种。

4.3.4　长程糖皮质激素治疗方案，需由相应专科主治医师以上专业技术职务任职资格的医师开具。先天性肾上腺皮质增生症的长程治疗方案制定需由内分泌专业主治医师以上专业技术职务任职资格的医师决定。随访和剂量调整可由内分泌专业主治医师以上专业技术职务任职资格的医师决定。

4.3.5　紧急情况下临床医师可以越级使用高于权限的糖皮质激素，但仅限于3天的用量。

4.3.6　未取得执业医师的医务人员，不得使用糖皮质激素类药物。

4.3.7　执业医师必须接受糖皮质激素类药物合理应用规范的培训，并要进行相关知识的考试考核。

4.3.8　对违反规定、乱开处方、滥用激素类药物的处方，药学人员有权拒绝调配。

4.3.9　临床药学组每季度对糖皮质激素类药物处方及病历进行专项点评，并将处方与病历点评结果在院内OA系统进行公示。

5　参考资料

5.1　《糖皮质激素类药物临床应用指导原则》（卫办医政发〔2011〕23号）

三十二、病区分散调配静脉用药管理制度

1　目的

为加强临床科室药事管理，规范临床静脉用药调配，提高静脉用药质量，促进静脉用

药合理使用，保障医院静脉用药安全。

2　通用范围

适用于各临床科室。

3　定义

病区静脉用药调配指根据医师处方或用药医嘱，经药师进行适宜性审核后，由病区护理专业技术人员按照无菌操作要求，在相对洁净环境下对静脉用药物进行加药混合调配，使其成为可供临床直接静脉输注使用的成品输液的操作过程。

4　内容

4.1　病区进行静脉用药分散调配的治疗室应布局合理，清洁区、污染区分区明确。

4.2　进入治疗室必须穿着工作服，戴工作帽及口罩，除工作人员外，其他人不得在室内逗留。

4.3　保持室内清洁，每调配完成一批及时进行清场并进行消毒，室内每日紫外线消毒1次。

4.4　严格执行无菌技术操作，配置前应严格执行"三查七对"制度，严防差错事故发生。

4.5　根据药物性质安排调配顺序，调配好的成品输液不得存放超过4小时，同时注意避光保存，需现配现用药物不得提前调配。

4.6　危害药品调配应当重视职业防护，调配危害药品用过的一次性注射器、手套、口罩及检查后的西林瓶、安瓿等废弃物，按规定由医院统一处理。

4.7　有专用清洁用具，治疗室内地面需每天消毒。

4.8　正确分类处理医疗废弃物，并有交接记录。

5　参考资料

5.1　《静脉用药集中调配质量管理规范》

5.2　《静脉用药集中调配操作规程》

6 附件

6.1 静脉用药调配操作规程

6.1.1 按输液贴核对摆放的药品名称、规格、剂量等的准确性和药品完好性，检查输液袋（瓶）有无裂纹，瓶口有无松动、裂缝，输液袋（瓶）内有无沉淀、絮状物等，确认无误后，方可进行调配。

6.1.2 用75%乙醇消毒输液袋（瓶）口，待干。

6.1.3 除去西林瓶盖，用75%乙醇消毒西林瓶塞；安瓿用砂轮切割后，需用75%乙醇溶液仔细擦拭消毒，去除微粒。

6.1.4 选用适宜的一次性注射器，拆除外包装，旋转针头连接注射，确保针尖斜面与注射器刻度处于同一方向。

6.1.5 抽取药液时，注射器针尖斜面应当朝上，紧靠安瓿颈口抽取药液，然后注入输液袋（瓶）中，轻轻摇匀。

6.1.6 溶解粉针剂，用注射器抽取适量静脉注射用溶媒，注入于粉针剂的西林瓶内，必要时可轻轻摇动（或置振荡器上）助溶，全部溶解混匀后，用同一注射器抽出药液，注入输液袋（瓶）内，轻轻摇匀。

6.1.7 调配结束后，进行检查及核对，核对内容包括：

6.1.7.1 已配输液有无沉淀、变色、异物等；

6.1.7.2 进行挤压试验，观察输液袋有无渗漏现象，尤其是加药处；

6.1.7.3 按医嘱执行单内容逐项核对所用输液和空西林瓶与安瓿的药名、规格、用量是否相符；

6.1.7.4 核验非整瓶（支）用量的患者的用药剂量和标识是否相符；

6.1.7.5 操作人员和核对人员应当分别签名，签名须清晰可辨。

6.1.8 核查完成后，空安瓿等废弃物按规定进行处理。

三十三、药品不良反应监测与报告管理制度

1 目的

加强对使用药品引起不良事件的监测及追溯，最大限度地控制、减少药品不良反应引起的危害。

2　通用范围

适用于各临床科室。

3　定义

药品不良反应（adverse drug reaction，ADR）指合格药品在正常用法用量下出现的与用药目的无关的或意外的有害反应。

4　内容

4.1　药品不良反应监测与报告工作小组

组　　长：分管副院长
副组长：药剂科主任
成　　员：临床药学组组员、各临床科室监测员

工作小组办公室设在临床药学组，设置一名临床药学组组员为药品不良反应监测与上报工作小组秘书兼专员。

4.2　药品不良反应监测与报告

4.2.1　药剂科负责全院药品不良反应监测与报告管理工作。

4.2.2　专人负责全院药品不良反应监测和上报的具体日常工作，对全院临床科室监测员提供监测技术指导、咨询和培训。

4.2.3　各临床科室设药品不良反应监测员，负责收集在其所辖区域发现的药品不良反应信息，协助发现不良反应的相关人员填写相关表格，按规定上报。

4.3　药品不良反应报告范围、程序与时限

4.3.1　本着"可疑即报"的原则，全院医务人员对所发现的药品不良反应均可报告，及时汇报给本科室药品不良反应监测员（必要时可以越级上报），然后由科室监测员上报至药剂科临床药学组，经专职人员进行核实评价后按照要求通过外网上报至国家药品不良反应监测中心。

4.3.2　一般不良反应，全院监测员须在5个工作日内完成报告审核并上报医院安全（不良）事件管理软件系统；疑似严重或新的药品不良反应应在8小时内报告，还需保存相关药品、留样等；疑似严重药品不良反应导致休克或器官衰竭或死亡的病例，以及疑似

药品群体不良事件，应立即报告药剂科和医务部，并同时报告分管副院长。

4.3.3　报表填写要求：按照我国实行的《药品不良反应监测和报告管理办法》要求，如发现药品不良反应/事件，应先由值班医生或护士在院内上报系统上真实、完整地填写《药品不良反应/事件报告表》或《药品群体不良反应/事件报告表》，再由科室药品不良反应监测员进行确认，并做出初步评价，提交到药剂科临床药学组。

4.3.4　报告程序及要求：在本院范围内发生的药品不良反应/事件应逐级、定期报告，必要时可以越级报告。

4.3.5　对影响较大或造成严重后果的药品不良反应，药剂科应迅速组织有关专家积极救治，并开展调查分析事件发生的原因，必要时可采取暂停药品使用等紧急措施。

4.4　监督与奖惩

4.4.1　全院监测员须对ADR报告作质量评价，并通过随访临床科室医务人员、患者，调查归档病历等监督有无ADR漏报情况。

4.4.2　对按时上报药品不良反应的医生或护士，予以奖励20元/例。对漏报、瞒报或不按时完成上报任务的科室，扣发科室绩效奖金500元。

4.4.3　若在药品不良反应工作中存在以下行为之一者，视情节严重程度，予以责令改正、通报批评或警告，情节严重并造成不良后果的，按照有关法律法规的规定进行处罚。

4.4.3.1　未按要求真实填写和上报药品不良反应者。

4.4.3.2　发现药品不良反应匿而不报者。

4.4.3.3　隐瞒药品不良反应资料者。

5　参考资料

5.1　《药品不良反应报告和监测管理办法》（原卫生部令第81号）

三十四、住院患者抗菌药物治疗性用药前病原学送检管理制度

1　目的

加强抗菌药物治疗前病原学检测与细菌耐药监测工作，进一步规范抗菌药物临床合理应用。

2 通用范围

各临床科室。

3 内容

3.1 组织结构

3.1.1 牵头科室：药剂科、医院感染管理科、检验科。

3.1.2 协助科室：临床科室、医务部、护理部。

3.2 工作职责

药剂科：制订方案，布置工作任务，和相关科室根据相关指南制定控制住院患者抗菌药物治疗前病原学送检的规章制度；完善医院抗菌药物分级管理及有关规章制度。

医院感染管理科：定期对所有相关医务人员进行培训考核，明确相关质控指标数据采集方法和数据内部验证程序。

检验科：完善病原学送检物要求，制定相关制度，及时准确地把病原学检查结果反馈临床科室；定期开展样本采集注意事项、药敏检验结果解读等专题讲座。

临床科室：制定本科室的相关制度，科内进行住院患者抗菌药物治疗前病原学送检措施培训考核。提高认识并严格执行抗菌药物治疗前病原学送检。

医务部：协同药剂科共同制订实施方案，按季度、分科室进行数据分析、反馈，定期召开会议，制定下个季度提高住院患者抗菌药物治疗前病原学送检率的方法、对策、措施等。

护理部：制定相关的制度，完善病原学送检物的采样工作，确保标本采样的安全性、及时性、有效性。

3.3 实施细则

3.3.1 标本送检统计项目

纳入全院送检率统计范畴的项目包括：指向特异性病原体的所有合格标本细菌培养（包括普通细菌、厌氧菌、微需氧菌、真菌、支原体）、降钙素原（PCT）、真菌1-3-β-D葡聚糖监测（血清G实验）。而C反应蛋白（CRP）不再纳入病原学送检率的统计范畴。

3.3.2 统计标本的纳入排除标准

依据《医院感染监测规范》和《医院感染管理质量控制指标》的规定，结合实际情况，统计纳入排除标准为：①仅统计给药方式为全身给药的抗菌药物，排除局部用药，具体为：泵入、肌内注射、静滴、静推、静注、口服；②仅统计用药目的是"治疗"的医嘱，排除预防用药；③仅计算统计时间段内给药的医嘱，时间段之前的抗菌药物使用医嘱不计算；④仅计算合格标本的送检数，不合格标本不计入送检量。

3.3.3　指标要求

3.3.3.1　接受抗菌药物治疗的住院患者抗菌药物使用前微生物检验样本送检率不低于30%；

3.3.3.2　接受限制使用级抗菌药物治疗的住院患者抗菌药物使用前微生物检验样本送检率不低于50%；

3.3.3.3　接受特殊使用级抗菌药物治疗的住院患者抗菌药物使用前微生物检验样本送检率不低于80%。

3.3.4　送检率的计算

计算公式：

$$病原学送检率\% ＝（使用抗菌药物前病原学送检病例数）/$$
$$（同期使用抗菌药物治疗病例总数）\times 100\%$$

4　参考资料

4.1　《国家卫生健康委办公厅关于印发2021年国家医疗质量安全改进目标的通知》（国卫办医函〔2021〕76号）

4.2　《国家卫生健康委医院管理研究所关于印发"提高住院患者抗菌药物治疗前病原学送检率"专项行动指导意见》（国卫医研函〔2021〕198号）

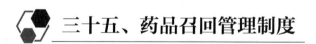

三十五、药品召回管理制度

1　目的

为加强医院药品安全监管，及时收回存在安全隐患的药品，保障患者用药安全，减少或避免药品危害事件的发生。

2　通用范围

经本院药库、各药房发出需召回的药品。

3 定义

药品召回指当发生、发现或高度怀疑药品质量问题，或由于发生、发现、高度怀疑工作质量问题，可能导致影响患者安全与诊疗质量时，按照既定的原则、程序和方法收回药品。

4 内容

4.1 有下列情况发生的，必须召回药品：

4.1.1 药品调配、发放错误。

4.1.2 已经证实或高度怀疑药品被污染。

4.1.3 制剂、分装不合格或分装错误。

4.1.4 药品使用过程中发现或患者投诉并证实为不合格药品或存在安全隐患的药品。

4.1.5 在验收、保管、养护、发放、使用过程中发现的不合格药品。

4.1.6 药品监督管理部门公告的质量不合格药品，包括假药、劣药或因存在安全隐患而责令召回的药品。

4.1.7 已过期失效的药品。

4.1.8 临床发现有严重不良反应的药品按有关规定应召回的。

4.1.9 生产商、供应商主动要求召回的药品。

4.1.10 其他有安全隐患的药品。

4.2 药品召回分级

4.2.1 根据药品安全隐患的严重程度，药品召回分为：

4.2.1.1 一级召回

使用该药品可能引起严重健康危害的，在作出药品召回决定后，24小时内立即召回本机构内全部有问题的药品。

4.2.1.2 二级召回

使用该药品可能引起暂时的或者可逆的健康危害的，作出药品召回决定后，48小时内召回本机构内全部有问题的药品。

4.2.1.3 三级召回

使用该药品一般不会引起健康危害，但由于其他原因需要收回的。在作出药品召回决定后，72小时内召回本机构内全部有问题的药品。

4.3 药品召回管理

4.3.1 药剂科质管员与药库负责人共同负责药品召回工作的组织、协调、检查和监督。布置实施召回方案，监督各部门的执行，决定或请示紧急事项的处理，根据不同情况，与医疗卫生行政部门、食品药品监督管理部门、药品质量检验部门、生产商、供应商联系，调查导致召回的原因。

4.3.2 接到上级部门的药品召回通知或国家通报的问题药品，药剂科应及时通知各科室停用使用该药品，并将该药品从病区和药房退回药库，等待处理。

4.3.3 积极协助药品生产企业或药品供应商履行药品召回义务，按照召回计划的要求及时传达、反馈药品召回信息，控制和收回存在安全隐患的药品。

4.3.4 在医院发现使用的药品存在安全隐患的，应立即停止使用该药品，通知药品供应商，并向药品监督管理部门报告。具体操作程序、办法如下：

4.3.4.1 临床科室发现药品严重不良反应后应及时与药剂科联系。

4.3.4.2 药剂科派药品质量管理员第一时间赶到临床科室查看情况，封存该药品，并通知全院范围内暂停使用该药品，对药品不良反应初步进行分析、评价。

4.3.4.3 如确定为药品不良反应则及时上报至市药品不良反应监测中心。

4.3.4.4 如系药品质量问题引起的不良事件，药剂科报告市食品药品监督管理局，并通知配送企业，再由配送企业通知药品生产厂家。

4.3.4.5 调剂错误的药品应紧急召回：

A. 在门诊药房发现调剂药品错误，应第一时间通知患者，了解患者是否服用或使用，通知其回来处理或通知药师去追回。并依《医疗差错、事故登记报告制度》采取相应措施，对药品调剂错误，及时分析原因，提出整改措施。

B. 在住院药房、静脉药物配置中心发现调剂药品错误，应第一时间通知该病区护士，了解患者是否服用或使用，通知护士尽快把发错的药品拿回药房处理或药师去病区收回。

C. 药库通知各药房，尽快把发错的药品退回药库处理。

4.3.5 各药房负责接收患者、病区退回的药品，统一由专人妥善保管，并填写《药品召回登记表》，报质量管理员。登记项目包括：报告部门、召回级别、药品名称、规格、生产批号、有效期、生产商、召回原因等。

4.3.6 药库负责接收各药房撤架和患者退回的药品，按《退药管理规定》办理手续并记录，统一专人妥善保管。召回结束后，汇总为《药品召回记录》，报质量管理员。《药品召回记录》项目包括：报告部门、召回级别、药品名称、规格、生产批号、有效期、生产商、召回原因、退回部门和数量、退回总量。

4.3.7 从患者处召回的药品按退、换药处理。

4.3.8 质量管理人员对情况进行分析、总结、报质量管理小组。

4.3.9 质量管理小组将结果通知有关部门，并向医院质量管理领导小组报告。

4.3.10　已经发布的信息需要撤销、更改、补充的，应按相关信息的发布程序进行。

5　参考资料

5.1　《药品召回管理办法》（局令〔2007〕29号）
5.2　《中华人民共和国药品管理法》（主席令〔2019〕第32号）
5.3　《医疗机构药事管理规定》（卫医政发〔2011〕11号）

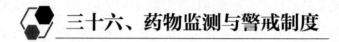

三十六、药物监测与警戒制度

1　目的

规范药物监测与警戒工作开展，确保药品风险效益平衡，保障患者用药安全。

2　通用范围

适用于各临床科室。

3　定义

3.1　药物不良反应监测

药物不良反应监测指药品不良反应的发现、报告、评价和控制的过程。其不仅是药物监管非常重要的组成部分，而且在实施的过程中，通过各种问题和潜在隐患的逐步呈现，进行反馈，可促进药品研发、生产、流通、使用等环节的完善和加强。

3.2　药物警戒

发现、评价、认识和预防药品不良作用或其他任何与药物相关问题的科学活动。其不仅与药物治疗学、临床或临床前药理学、免疫学、毒理学、流行病学等学科相关，而且与社会学相关。

4　内容

4.1　药品不良反应监测与药害事件管理工作小组

组长：分管副院长

副组长：药剂科主任

组员：临床药学组、医务部、医疗质量科的成员

工作小组办公室设在临床药学组。

4.2　药物警戒与药物监测范围

在本院使用的所有药品，重点监测药物——高警示药品。

重点监测药物分A、B、C三级管理，各级特点如下：

A级：高警示药品管理的最高级别，使用频率高，一旦用药错误，患者死亡风险最高的药品，必须重点管理和监护。

B级：使用频率较高，一旦用药错误，会给患者造成严重伤害，但给患者造成伤害的风险等级较A级低。

C级：使用频率较高，一旦用药错误，会给患者造成伤害，但给患者造成伤害的风险等级较B级低。

4.3　药物监测的实施

医务人员应对全院患者在用药过程中的全过程进行监测，主要是监测药品的不良反应，以及其他药品危害事件的发生。对于重点监测药物，临床应增加监测频率，确保患者用药安全。

4.4　药物警戒与药物监测信息公开

工作小组办公室负责定期或不定期收集药物警戒与药物监测信息，并在医院医疗信息管理系统、医院内网药剂科板块将相关信息公示。

4.5　药物警戒与药物监测结果管理

工作小组办公室定期将药物警戒与药物监测信息汇总，形成报告，提交医院药事管理与药物治疗学委员会。

4.6　资料收集、分析、评价

工作小组对收集到的所有资料进行分析、评价。对已确认发生严重不良反应的药品，应当通过OA系统将药品不良反应、合理用药信息及时告知医务人员，做好防范措施；必要时采取暂停使用和召回等措施，减少和防止药品不良反应的重复发生。

5　参考资料

5.1　《中华人民共和国药品管理法》（主席令〔2019〕31号）

5.2 《药品不良反应报告和监测管理办法》（原卫生部令第81号）

 三十七、用药错误监控、预防、上报管理制度

1 目的

为加强药品的合理使用，有效防范用药风险，减少用药错误，保障患者用药安全，做好用药安全的监测与管理工作。

2 通用范围

适用于全院用药错误预防、监测及报告的管理。

3 定义

用药错误指药物使用过程中出现的、任何可以防范的用药疏失，这些疏失可导致患者发生潜在的或直接的损害。

4 内容

4.1 分类

用药错误根据差错引起后果的严重程度分为9级：

A级：客观环境或条件可能引发错误（错误隐患）；

B级：发生错误但未发给患者，或已发给患者但患者未使用；

C级：患者已使用，但未造成伤害；

D级：患者已使用，需要监测差错对患者的后果，并根据后果判断是否需要采取措施预防和减少伤害；

E级：差错造成患者暂时性伤害，需要采取处置措施；

F级：差错对患者的伤害可导致或延长患者住院；

G级：差错导致患者永久性伤害；

H级：差错导致患者生命垂危；

I级：差错导致患者死亡。

4.2　用药错误的预防

4.2.1　各临床医师严格执行临床查对制度、医嘱制度，医师应根据病情诊断开具处方，一般处方以三日量为限，对于某些慢性病或特殊情况可斟酌延长。处方当日有效，超过期限须经医师更改日期，重新签字方可调配。

4.2.2　对违反规定，乱开处方，滥用药品的情况，药房有权拒绝调配，情节严重应报告分管副院长及医务部检查处理。

4.2.3　药剂师对每一张处方均应审核，有权监督医生科学用药，合理用药，并给予用药指导。医院药房应设有处方签字留样，药学人员须在核对处方签字后方可发药。

4.2.4　药剂师发药时必须向患者或临床医护人员讲清药品的用法用量和注意事项。

4.2.5　临床护理人员执行医嘱时必须严格进行"三查七对"，抢救患者执行口头医嘱时，执行者必须口头复诵一遍，核对无误后方可执行，并将使用后的空安瓿、药瓶或者相关包装等物品保留备查。

4.3　用药错误的监测与报告

4.3.1　药剂科应将院内外发生的用药错误类型及药品损害事件定期向院内进行通告，以便于临床医务人员及时改进用药环节、预防此类错误的发生。

4.3.2　医务人员在发生用药错误时，须立即停药，并采取救治措施。

4.3.3　发生用药错误后，填写《用药错误报告表》提交药剂科办公室，并按规定上报医院安全（不良）事件管理系统。

5　参考资料

5.1　《中华人民共和国药品管理法》（主席令〔2019〕31号）

5.2　《医疗机构药事管理规定》（卫医政发〔2011〕11号）

5.3　《药品不良反应报告和监测管理办法》（原卫生部令〔2011〕81号）

6　附件

6.1　用药错误报告表（表1-37-1）

6.2　用药后观察流程图（图1-37-1）

表1-37-1　用药错误报告表

错误发生日期	年　月　日　时　分		发现错误日期	年　月　日　时　分
错误内容	□适应证 □禁忌证 □相互作用 □品种 □重复给药 □剂型 □规格 □数量 □溶媒 □配伍 □用量 □给药频次 □给药途径 □给药时间 □疗程 □给药技术 □给药顺序 □患者身份 □漏给药 □其他：			
错误药品是否发给患者	□是　□否　□不详		患者是否使用了错误药品	□是　□否　□不详
错误分级	□A级：客观环境或条件可能引发错误（错误隐患） □B级：发生错误但未发给患者，或已发给患者但患者未使用 □C级：患者已使用，但未造成伤害 □D级：患者已使用，需要监测错误对患者的后果，并根据后果判断是否需要采取措施预防和减少伤害 □E级：错误造成患者暂时性伤害，需要采取预防措施 □F级：错误对患者的伤害可导致住院或延长住院时间 □G级：错误导致患者永久性伤害 □H级：错误导致患者生命垂危 □I级：错误导致患者死亡			
患者伤害情况	□死亡（直接死因）：　　　死亡时间：　　年　月　日 □抢救（措施）： □残疾（部位、程度）： □暂时伤害（部位、程度）：（恢复过程）：□住院治疗 □门诊随访治疗 □自行恢复 □其他 □无明显伤害			
引发错误的因素	□药名相似 □外观相似 □处方辨认不清 □缩写 □货位相邻 □口头医嘱 □分装 □稀释 □标签 □抄方 □多科室就诊 □环境 □疲劳 □知识欠缺 □培训不足 □技术不熟练 □设备故障 □其他			
发生错误的场所	□门诊诊室 □病房医生办公室 □门诊药房 □病区药房 □护士站 □患者床边 □门诊输液室/注射室 □患者家中 □其他			
引起错误的人员	□初级医生 □中级医生 □高级医生 □实习医生 □进修医生 □初级药师 □中级药师 □高级药师 □实习药师 □初级护士 □中级护士 □高级护士 □实习护士 □患者或家属 □其他			
其他与错误相关的人员	□初级医生 □中级医生 □高级医生 □实习医生 □进修医生 □初级药师 □中级药师 □高级药师 □实习药师 □初级护士 □中级护士 □高级护士 □实习护士 □患者或家属 □无 □其他			
发现错误的人员	□初级医生 □中级医生 □高级医生 □实习医生 □进修医生 □初级药师 □中级药师 □高级药师 □实习药师 □初级护士 □中级护士 □高级护士 □实习护士 □患者或家属 □其他			
错误是如何发现或避免的：				
患者姓名		患者年龄　　　　岁		体重：　　　　kg
诊断		患者联系方式　手机号：		性别：　□男　□女
错误相关药品	通用名		生产厂家	
	剂型　　　　规格　　　　包装		用法用量	
是否能够提供药品标签、处方复印件等资料：□是 □否 其他＿＿＿＿				
错误发生的经过：请简述事件经过、后果、相关人员职位、工作环境（如药品条形码、工作人员换班、缺少24小时制药房、药品存放条件等）				
对预防类似错误发生的建议：				
报告人		科室		职称

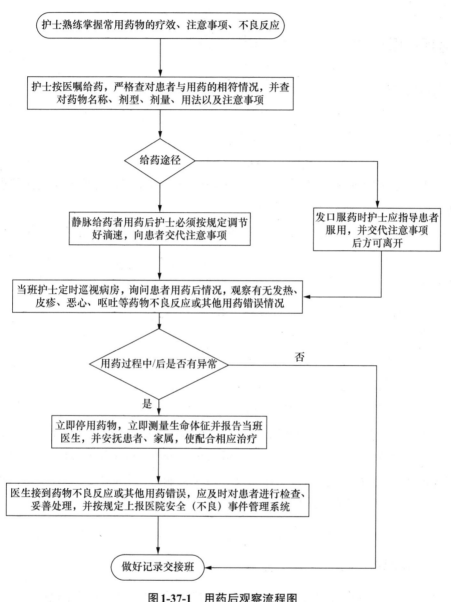

图 1-37-1　用药后观察流程图

 三十八、降低住院患者静脉输液使用率实施方案

1　目的

为规范全院住院患者临床用药行为，有效降低静脉输液使用率，减少住院患者医药费用，提高住院患者就医满意度。

2 通用范围

全院各临床科室。

3 定义

3.1 住院患者静脉输液使用率是指使用静脉输液的住院患者数占同期住院患者总数的比例。

3.2 住院患者静脉输液使用率＝使用静脉输液的住院患者数/同期住院患者总数×100%

4 内容

4.1 成立工作小组

组　长：分管副院长

副组长：药剂科主任、医务部主任

成　员：药剂科、医务部、医疗质量科相关人员

工作小组负责制定和落实静脉输液治疗管理相关工作制度和考核机制。药剂科作为牵头部门，主要负责建立持续质量改进（continuous quality improvement，CQI）小组架构，牵头制定静脉输液治疗管理相关工作制度和考核机制。医务部作为CQI小组的重要参与部门，参与讨论和制定相关工作制度和考核机制，主要负责协助落实CQI小组各项工作内容。

4.2 工作职责

4.2.1 优化药品供应机制，保障常用药物口服、外用等剂型的足量供应。

4.2.2 研究确定并不断完善医院无须静脉输液治疗的病种清单，并实行动态管理。

4.2.3 加强静脉输液不良反应的监测与临床反馈，协助临床及时处理不良反应，尽可能减轻患者的不适。

4.2.4 定期进行相关培训，促进全体医生合理、科学选择给药方式，逐步建立与优化给药途径的激励约束机制。

4.2.5 运用质量管理工具，查找、分析影响本科室降低静脉输液使用率的因素，提出改进措施并落实。

4.3　实施内容

4.3.1　拟定各临床科室静脉输液使用率考核指标，按月进行考核、公示。

4.3.2　审核各临床科室提交的无须静脉输液治疗的病种清单，并形成医院无须静脉输液治疗的病种清单，每年更新1次，并督查检查。

4.3.3　临床药学组负责无须静脉输液病种合理用药点评工作，按季度进行专项点评，点评结果参照相关规定进行处罚。

4.3.4　定期到各临床科室督查无须静脉输液治疗的相关管理工作记录，并进行反馈指导。

5　附件

5.1　无须静脉输液治疗的病种申请单（表1-38-1）

5.2　各临床科室静脉输液使用率细化指标（2022版）（表1-38-2）

5.3　无须静脉输液治疗的病种清单（2022版）（表1-38-3）

表1-38-1　无须静脉输液治疗的病种申请单

科室：_____　　　　填表日期：_____年___月___日

序号	病种清单	入选理由（目前治疗方式）	备注

科主任：_____

表1-38-2　各临床科室静脉输液使用率细化指标（2022版）

序号	科室名称	使用率/%	序号	科室名称	使用率/%
1	产科	52.21	9	肛肠痔疮科	89.82
2	创伤与手足显微外科	92.04	10	关节骨病外科	91.22
3	耳鼻喉科	85.57	11	呼吸重症科二区	95.31
4	妇科二区	77.50	12	呼吸重症科一区	88.37
5	妇科一区	89.46	13	脊柱外科	89.12
6	肝胆外科二区	93.81	14	甲状腺外科	97.11
7	肝胆外科一区	92.35	15	康复医学科	89.10
8	感染内科	99.30	16	口腔科	91.30

序号	科室名称	使用率/%	序号	科室名称	使用率/%
17	泌尿外科二区	70.96	33	消化内科一区	98.51
18	泌尿外科一区	66.77	34	小儿内科	97.14
19	内分泌内科	97.55	35	心血管内科二区	98.12
20	皮肤性病科	90.03	36	心血管内科三区	98.52
21	乳腺病科	64.85	37	心血管内科一区	99.20
22	烧伤整形美容科	60.37	38	心血管外科二区	98.71
23	神经内科二区	99.28	39	心血管外科三区	95.04
24	神经内科三区	99.31	40	心血管外科一区	86.08
25	神经内科一区	99.35	41	新生儿科	65.12
26	神经外科二区	90.49	42	胸外科	83.27
27	神经外科一区	92.99	43	血液风湿、老年病科	87.27
28	肾脏内科二区	70.95	44	眼科	33.24
29	肾脏内科一区	91.42	45	中医科	94.95
30	胃肠外科二区	96.87	46	肿瘤内科二区	78.05
31	胃肠外科一区	91.90	47	肿瘤内科三区	67.02
32	消化内科二区	97.98	48	肿瘤内科一区	79.49

表1-38-3　无须静脉输液治疗的病种清单（2022版）

序号	疾病编码	病种清单	入选理由（目前治疗方式）	备注
1	020.000x002	早期先兆流产	补充黄体功能、安胎治疗，主要以口服药物、肌注为主	妊娠小于10周
2	I83.903	大隐静脉曲张	大隐静脉射频消融术	—
3	J06.900x003	上呼吸道感染	对症支持治疗（口服）	—
4	J20.902	急性气管支气管炎	解痉、抗感染治疗（口服）	体温38℃以下
5	J47.x00	支气管扩张（症）	解痉、化痰（口服）	无急性炎症者
6	B01.900	水痘不伴有并发症	—	—
7	B26.900	流行性腮腺炎不伴有并发症	—	—
8	B06.900	风疹不伴有并发症	—	—
9	B08.401	手足口病	—	无发热、精神状态好，血常规不高者
10	B08.501	疱疹性咽峡炎	—	无发热、精神状态好，血常规不高者
11	M67.400	腱鞘囊肿	局麻手术	尤以日间手术为宜
12	M65.900x093	狭窄性腱鞘炎	局麻手术	尤以日间手术为宜
13	M88500/0	脂肪瘤	局麻手术	尤以日间手术为宜
14	J45.900x022	支气管哮喘（慢性持续期）	吸入治疗	—

续表

序号	疾病编码	病种清单	入选理由（目前治疗方式）	备注
15	J45.900x023	支气管哮喘（临床缓解期）	吸入治疗	—
16	A16.200x002	肺结核	抗结核治疗（口服）	播散性肺结核除外
17	J84.900	间质性肺病	抗炎、抗纤维化（口服）	无明显呼吸窘迫
18	J44.900	慢性阻塞性肺病	吸入治疗	缓解期
19	J93.001	自发性气胸	口服镇咳药物、胸腔穿刺术或胸腔穿刺闭式引流术治疗	无并发症
20	G47.300x001	睡眠呼吸暂停低通气综合征	无创呼吸机辅助通气治疗、减重、戒烟戒酒等	无合并其他疾病
21	I27.900	肺源性心脏病	口服药物降肺动脉压治疗	无合并其他疾病
22	Z43.603	取除输尿管支架	—	—
23	N47.x00	包皮过长、包茎	—	—
24	Z08.900	恶性肿瘤的治疗后随诊检查	—	—
25	T83.002	肾造瘘管移位	—	—
26	N30.201	慢性膀胱炎	—	—
27	N41.100	慢性前列腺炎	—	—
28	N49.001	精囊炎	—	—
29	N20.000	肾结石	—	术中如发现肾积液浑浊，术中术后出现感染症状等需抗感染补液治疗[1]
30	N40.x00	前列腺增生	—	前列腺增生术后需常规应用广谱抗生素补液治疗
31	I10.x14	高血压亚急症	—	—
32	K29.300	慢性浅表性胃炎	—	—
33	K52.902	非感染性腹泻	—	无水、电解质紊乱
34	Z45.800x013	输液港取出	—	—
35	D24.x00	乳房良性肿瘤	—	—
36	R22.903	皮肤肿物	—	脓肿及感染除外
37	Z51.800x094	恶性肿瘤内分泌治疗	—	合并护骨治疗除外
38	Z41.104	面部皱纹整容	—	尤以日间手术为宜
39	R22.002	头皮肿物	局麻手术治疗	—
40	D64.900x005	肾性贫血	皮下注射、口服药物	无特殊并发症；需肾穿刺活检患者除外
41	N04.900	肾病综合征	皮下注射、口服药物	无特殊并发症；需肾穿刺活检患者除外
42	N03.900x001	慢性肾小球肾炎	皮下注射、口服药物	无特殊并发症；需肾穿刺活检患者除外
43	R80.x02	蛋白尿	皮下注射、口服药物	无特殊并发症；需肾穿刺活检患者除外

续表

序号	疾病编码	病种清单	入选理由（目前治疗方式）	备注
44	K22.700	巴雷特食管	病灶小，住院时间短	—
45	K52.917	小儿肠炎	—	轻度脱水可以口服补液者
46	E30.100	性早熟	—	—
47	E34.301	矮小症	—	—
48	I49.300x002	室性期前收缩	射频消融手术治疗	—
49	I47.100	室上性心动过速	射频消融手术治疗	—
50	I49.100x001	房性期前收缩（早搏）	射频消融手术治疗	—
51	Z03.501	可疑冠心病观察	口服药物治疗＋冠脉造影	—
52	S00.004	头皮血肿	浅表血肿穿刺术	—
53	M45.x00	强直性脊柱炎	主要完善检查、皮下注射生物制剂治疗为主	—
54	H26.900	白内障	手术治疗	部分全麻患者需术后补液
55	H11.000	翼状胬肉	手术治疗	
56	H00.100	睑板腺囊肿	手术治疗	部分全麻患者需术后补液
57	A49.809	幽门螺杆菌感染	—	
58	A09.902	结肠炎	—	症状较轻
59	K72.905	肝功能不全	—	具有明确病因的轻度的
60	D38.101	肺肿瘤	口服靶向药物	口服靶向药物且副反应轻微的
61	D48.601	乳腺肿瘤	口服化疗药物	口服化疗药物且副反应轻微的
62	L91.000	瘢痕疙瘩	术后放疗	—

注：郭应禄，周利群，孙颖浩. 泌尿外科内镜诊断治疗学［M］. 2版. 北京：北京大学医学出版社，2016：98.

第二章 医院感染预防与控制操作规程

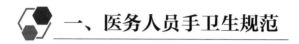

一、医务人员手卫生规范

1 目的

规范医务人员手卫生，提高手卫生依从性及手卫生正确率。

2 通用范围

适用于全院各类人员手卫生相关的管理及操作规范。

3 术语和定义

3.1 手卫生

手卫生为医务人员在从事职业活动过程中的洗手、卫生手消毒和外科手消毒的总称。

3.2 卫生手消毒

卫生手消毒指医务人员用手消毒剂揉搓双手，以减少手部暂居菌的过程。

3.3 外科手消毒

外科手消毒指外科手术前医务人员用流动水和洗手液揉搓冲洗双手、前臂至上臂下1/3，再用手消毒剂清除或者杀灭手部、前臂至上臂下1/3暂居菌和减少常居菌的过程。

3.4 常居菌

常居菌指能从大部分人体皮肤上分离出来的微生物，是皮肤上持久的固有寄居菌，不易被机械地摩擦清除。如凝固酶阴性葡萄球菌、棒状杆菌类、丙酸菌属、不动杆菌属等。一般情况下不致病，在一定条件下能引起导管相关感染和手术部位感染等。

3.5 暂居菌

暂居菌指寄居在皮肤表层，常规洗手容易被清除的微生物。直接接触患者或被污染的物体表面时可获得，可通过手传播，与医院感染密切相关。

3.6 速干手消毒剂

速干手消毒剂指含有醇类和护肤成分的手消毒剂。

3.7 手卫生设施

手卫生设施指用于洗手与手消毒的设施设备，包括洗手池、水龙头、流动水、洗手液（肥皂）、干手用品、手消毒剂等。

4 内容

4.1 管理制度

4.1.1 全院必须配备合格的手卫生设备和设施，必须用流动水，提倡用洗手液洗手。

4.1.2 重点部门如重症监护病区、血液病病房、血透室、感染科、手术室、急诊室、产房、消毒供应中心、口腔科、内镜室，必须安装非手触式水龙头。

4.1.3 应使用独立小包装洗手液，不建议容器重复清洗补充洗手液。

4.1.4 速干手消毒剂的包装、洗手后的干手纸（毛巾）以及其他设施应避免造成二次污染。

4.1.5 每季度应对重点部门进行手卫生消毒效果的监测，当怀疑流行爆发与医务人员手卫生有关时，应及时进行监测。

4.1.6 所有医务人员必须掌握正确的手卫生方法，保证洗手与手消毒效果。

4.1.7 医务人员手无可见污染物时，可用手消毒剂消毒双手代替洗手。医务人员应正确掌握卫生手消毒指征。

4.1.8 医务人员手被感染性物质污染以及直接为传染病患者进行检查、治疗、护理或处理传染病患者污染物之后，应先用流动水洗手，然后使用手消毒剂消毒双手。

4.2 实施规范

4.2.1 洗手指征

4.2.1.1 直接接触患者前后，接触不同患者之间，从同一患者身体的污染部位移动到清洁部位时，接触特殊易感患者前后。

4.2.1.2　接触患者黏膜、破损皮肤或伤口前后，接触患者的血液、体液、分泌物、排泄物、伤口敷料之后。

4.2.1.3　穿脱隔离衣前后，摘手套后。

4.2.1.4　进行无菌操作前后，接触清洁、无菌物品之前，处理污染物品之后。

4.2.1.5　接触患者周围环境及物品后。

4.2.1.6　处理药物或配餐前。

4.2.2　洗手的方法

4.2.2.1　采用流动水洗手，使双手充分浸湿。

4.2.2.2　取适量肥皂或者皂液，均匀涂抹至整个手掌、手背、手指和指缝。

4.2.2.3　认真揉搓双手至少15秒，应注意清洗双手所有皮肤，清洗指背、指尖和指缝，具体揉搓步骤为：

A．掌心相对，手指并拢，相互揉搓；

B．手心对手背沿指缝相互揉搓，交换进行；

C．掌心相对，双手交叉指缝相互揉搓；

D．弯曲手指使关节在另一手掌心旋转揉搓，交换进行；

E．右手握住左手大拇指旋转揉搓，交换进行；

F．将五个手指尖并拢放在另一手掌心旋转揉搓，交换进行；

G．必要时增加对手腕的清洗。

4.2.2.4　在流动水下彻底冲净双手，擦干，取适量护手液护肤。

4.2.2.5　卫生手消毒注意事项：

A．洗手时应当彻底清洗容易存在污染微生物的部位，如指甲、指尖、指甲缝、指关节及佩戴饰物的部位等。

B．洗手使用皂液，在更换皂液时，应当在清洁取液器后，或者最好使用一次性包装的皂液。禁止将皂液直接添加到未使用完的取液器中。如使用固体肥皂，应保持肥皂干燥，盛装肥皂的容器保持清洁。

C．手洗净后应用一次性纸巾、干净的小毛巾擦干双手，小毛巾应一用一消毒。

D．手无可见污染物时，可以使用手消毒剂消毒双手代替洗手。

4.2.3　卫生手消毒指征

4.2.3.1　检查、治疗、护理免疫功能低下的患者之前。

4.2.3.2　出入隔离病房、重症监护病房、新生儿重症病房和传染病病房等医院感染重点部门前后。

4.2.3.3　接触具有传染性的血液、体液和分泌物以及被传染性致病微生物污染的物品后。

4.2.3.4　双手直接为传染病患者进行检查、治疗、护理或处理传染患者污物之后。

4.2.3.5　需双手保持较长时间抗菌活性时。

4.2.4　卫生手消毒的方法

4.2.4.1　取适量的手消毒剂于掌心。

4.2.4.2　严格按照洗手的揉搓步骤进行揉搓。

4.2.4.3　揉搓时保证手消毒剂完全覆盖手部皮肤，直至手部干燥，使双手达到消毒目的。

4.2.4.4　卫生手消毒注意事项：手被感染性物质污染以及直接为传染病患者进行检查、治疗、护理或处理传染病患者污染物之后，应当先用流动水冲净，然后使用手消毒剂消毒双手。进行侵入性操作时应当戴无菌手套，戴手套前后应当洗手。一次性无菌手套不得重复使用。

4.2.4.5　外科手消毒适用于术前及助产操作前，具体方法应依照《医务人员手卫生规范》，结合具体手消毒剂产品说明书进行。

4.2.5　手卫生效果应达到的标准

4.2.5.1　水洗手、卫生手消毒，监测的细菌菌落数应≤10cfu/cm^2。

4.2.5.2　外科手消毒，监测的细菌菌落数应≤5cfu/cm^2。

5　参考资料

5.1　《医务人员手卫生规范》WS/T 313—2019

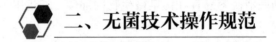

二、无菌技术操作规范

1　目的

无菌物品及无菌区域不被污染，使已灭菌的物品保持无菌状态。

2　通用范围

适用于全院使用无菌技术操作的科室。

3　定义

无菌技术操作：执行医疗护理操作过程中，防止一切微生物侵入机体和保持无菌物品及无菌区域不被污染的操作技术和管理方法。

4 内容

4.1　物品必须严格按无菌、清洁、污染定点放置。无菌物品应有明显标记及消毒日期。

4.2　凡进行进入患者屏障结构的一切诊疗操作时，要尽量减少人员流动，严禁进行引起灰尘飞扬的活动。

4.3　操作前应穿好工衣，戴好工作帽及口罩，备齐用物。洗手、戴消毒手套。操作时手臂及未经消毒的物品不可跨越无菌区，手臂必须保持在自己腰部（或桌面）以上，不得面向无菌区大声谈笑、咳嗽、打喷嚏。

4.4　打开容器时，应手托其底部。不触及容器口边缘及内面，取用无菌物品要用无菌钳夹取，取出物品后应及时将容器包好或盖好。并注明开包时间，超过4小时应重新灭菌处理，取出或用剩的无菌物品不得放回。

4.5　手术、治疗换药时，应按清洁、污染、感染、特殊感染的程序操作。被污染的组织、器械及敷料等严禁与消毒物品放在同一器皿内，也不可放在病床、桌或地上。

4.6　破伤风、气性坏疽、绿脓杆菌感染的伤口，须穿隔离衣、戴手套。对污染敷料应放入双层黄色医疗废物袋内。

5 参考资料

5.1　《医院感染管理办法》（卫生部令〔2006〕第48号）

5.2　《医疗器械监督管理条例》（国务院令〔2020〕第739号）

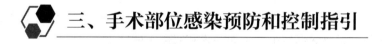

三、手术部位感染预防和控制指引

1 目的

保障医疗质量与安全，降低全院手术部位感染发生率。

2 通用范围

全院手术科室、手术室。

3 定义

3.1 外科手术切口分类

3.1.1 清洁切口
手术未进入感染炎症区，未进入呼吸道、消化道、泌尿生殖道及口咽部位。

3.1.2 清洁-污染切口
手术进入呼吸道、消化道、泌尿生殖道及口咽部位，但不伴有明显污染。

3.1.3 污染切口
手术进入急性炎症但未化脓区域；开放性创伤手术；胃肠道、尿路、胆道容物及体液有大量溢出污染；术中有明显污染（如开胸心脏按压）。

3.1.4 感染切口
有失活组织的陈旧创伤手术；已有临床感染或脏器穿孔的手术。

3.2 外科手术部位感染的分类

3.2.1 切口浅部组织感染
时间：术后30日以内。

范围：只限于切口皮肤与皮下组织的感染。

表现：有脓性分泌物、培养出病原体、具有感染的症状或体征，包括局部发红、肿胀、疼痛、发热等，或医师有意开放的切口浅层组织。医师本人诊断为切口浅部组织感染凡具备上述表现之一，诊断即可成立。

3.2.2 切口深部组织感染
时间：与是否有植入物有关，无植入物者，术后30日以内者；有植入物者，术后一年以内者。

植入物包括：人工心脏瓣膜、人工血管移植、人工心脏、髋关节置换物等。

范围：只限于累及深部软组织（如筋膜和肌层）的感染。

表现：从切口深部引流或穿刺脓液，但脓液不是来自器官/腔隙部分、切口深部组织自行裂开或者由外科医师开放的切口。同时，患者具有感染的症状或体征，包括局部发热，肿胀及疼痛、经接受检查、再次手术探查、病理学或者影像学检查，发现切口深部组织脓肿或者其他感染证据。

3.2.3 器官/腔隙感染
时间划定：与切口深部组织感染相同。

范围：累及术中解剖位置（如器官和腔隙）的感染。

4 内容

4.1 术前

4.1.1　择期手术患者应尽可能待手术部位以外的感染治愈后再行手术。Ⅰ类切口的患者术前有感染症状的应暂缓手术。

4.1.2　充分控制糖尿病手术患者的血糖水平，尤其避免术前高血糖。

4.1.3　尽可能缩短住院时间。

4.1.4　如无禁忌证，应术前沐浴，并使用抗菌皂（液），推荐用氯己定沐浴消毒全身皮肤。

4.1.5　避免不必要的术前备皮，确实需要备皮应术前即刻或手术室进行，尽量使用不损伤皮肤的方法如剪毛或脱毛。

4.1.6　有预防性使用抗菌药物指征者，应切皮前0.5～1小时或麻醉诱导期静脉给药。需要做肠道准备的患者，术前一天分次口服非吸收性抗菌药物即可。

4.1.7　有明显皮肤感染的工作人员，未治愈前不宜参加手术。

4.2 术中

4.2.1　手术超过3小时，或失血量＞1500mL，术中应追加一剂抗菌药物。

4.2.2　严格遵循《医务人员手卫生规范》。

4.2.3　手套穿孔率较高的手术，如部分骨科手术，应戴双层手套。

4.2.4　术中应主动加温，保持患者正常体温。

4.2.5　手术野冲洗应使用温（37℃）无菌生理盐水。

4.2.6　需引流的切口，首选闭式引流，应远离切口部位戳孔引流，位置适当确保充分引流。

4.3 术后

4.3.1　接触切口以及切口敷料前后均必须进行手卫生。

4.3.2　换药操作应严格遵循无菌操作原则。

4.3.3　术后保持引流通畅，根据病情尽早拔除引流管。

5 参考资料

5.1　《外科手术部位感染预防与控制指南（试行）》（卫办医政发〔2010〕187号）

5.2　《医院感染管理办法》（卫生部令〔2006〕第48号）

 # 四、呼吸机相关性肺炎预防控制指引

1　目的

预防、控制呼吸机相关性肺炎发生，规范相关防控管理工作。

2　通用范围

适用于全院使用呼吸机相关科室预防、控制呼吸机相关性肺炎工作。

3　定义

呼吸机相关性肺炎指机械通气（mechanical ventilation，MV）48小时后至拔管后48小时内出现的肺炎，是医院获得性肺炎（hospital acquired pneumonia，HAP）的重要类型。

4　内容

4.1　预防措施

4.1.1　对存在HAP高危因素的患者，建议使用0.2%的氯己定漱口或冲洗口腔，每2～6小时1次；

4.1.2　如无禁忌证，应将床头抬高30°～45°；

4.1.3　鼓励术后患者（尤其胸部和上腹部手术患者）尽早下床活动；

4.1.4　指导患者正确咳嗽，必要时予以翻身、拍背，以利于痰液引流；

4.1.5　提倡积极使用胰岛素控制血糖在80～100mg/dL；

4.1.6　不宜常规采用选择性消化道脱污染（selective digestive decontamination，SDD）预防呼吸机相关性肺炎（ventilator-associated pneumonia，VAP）或HAP；

4.1.7　对于使用呼吸机的患者，还应考虑以下几点：

4.1.7.1　严格掌握气管插管或切开适应证，使用呼吸机辅助呼吸的患者应优先考虑无创通气；

4.1.7.2　如需插管，尽量使用经口的气管插管；

4.1.7.3　建议保持气管插管气囊压力在 20cmH_2O 以上；

4.1.7.4　吸痰时应严格遵循无菌操作原则，吸痰前、后，医务人员应注意手卫生；

4.1.7.5　呼吸机螺纹管有明显分泌物污染时应及时更换；湿化器添加水应使用无菌用水，每天更换；螺纹管冷凝水应及时清除，不可直接倾倒在室内地面，不可使冷凝水流向患者气道；

4.1.7.6　每日停用镇静剂，评估是否撤机和拔管，以减少插管天数。

4.2　呼吸机及相关配件消毒

4.2.1　消毒呼吸机外壳、按钮、面板，使用 75% 乙醇擦拭，每天 1 次；

4.2.2　呼吸机外部管路及配件一人一用一消毒（灭菌）；

4.2.3　不推荐定期更换螺纹管，但有明显分泌物污染时应及时更换；

4.2.4　内部管路消毒应遵照厂家说明，不必对呼吸机的内部进行常规消毒，但当院感流行暴发时可用环氧乙烷灭菌。

4.3　培训和评价管理

4.3.1　定期对医务人员进行呼吸机相关性肺炎防控宣教。

4.3.2　开展呼吸机相关性肺炎的目标性监测，定期检查呼吸机相关性肺炎核心防控措施执行情况。

4.3.3　质控指标：呼吸机相关性肺炎医院感染率逐渐下降。呼吸机相关性肺炎核心防控措施执行率 100% 达标。

4.3.4　医院感染管理科定期对数据进行比较、分析、反馈并采取有效措施逐步降低感染率。

5　参考资料

5.1　《重症监护病房医院感染预防与控制规范》WS/T 509—2016

5.2　《医院感染管理办法》（卫生部令〔2006〕第 48 号）

5.3　《呼吸机相关性肺炎诊断、预防和治疗指南（2023 年版）》

6　附件

6.1　呼吸机相关性肺炎目标监测流程图（图 2-4-1）

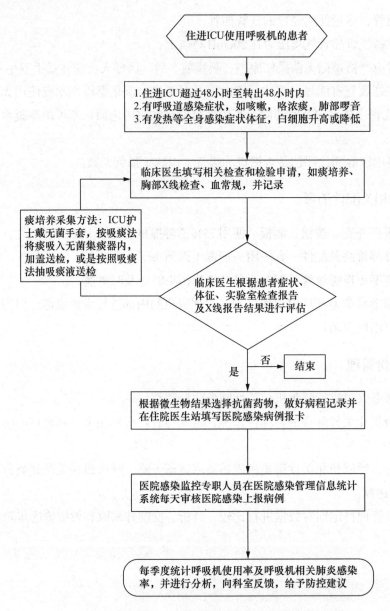

图 2-4-1　呼吸机相关性肺炎目标监测流程图

 五、导管相关血流感染防控指引

1　目的

规范导管相关血流感染防控工作，降低此类感染的发生率。

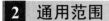

2　通用范围

适用于各临床科室使用血管留置导管所致血流感染的预防、控制管理工作。

3　定义

3.1　导管相关血流感染指带有血管内导管或者拔除血管内导管48小时内的患者出现菌血症或真菌血症，并伴有发热（>38℃）、寒战或低血压等感染表现，除血管导管外没有其他明确的感染源。实验室微生物学检查显示：外周静脉血培养细菌或真菌阳性；或者从导管段和外周血培养出相同种类、相同药敏结果的致病菌。

3.2　中央导管（central line，CL）末端位置接近心脏或下列大血管之一的，用于输液、输血、采血、血流动力学监测的血管导管。这些大血管包括主动脉、肺动脉、上腔静脉、下腔静脉、头臂静脉、颈内静脉、锁骨下静脉、髂骨下静脉、髂外静脉、股静脉以及新生儿的脐动脉或脐静脉。

4　内容

4.1　插管的地点及人员要求

4.1.1　手术患者在手术室进行插管。

4.1.2　普通科室进行一般置管需选择相对固定清洁房间，抢救时方可进行床边插管。

4.1.3　应由取得资质的医务人员进行插管。

4.1.4　患有疖肿、湿疹等皮肤病，感冒等呼吸道疾病，携带或感染有耐甲氧西林金黄色葡萄球菌的医务人员，未治愈前不应进行插管操作。

4.2　置管的选择

4.2.1　对于成人，应选择上肢部位进行插管。

4.2.2　对于儿童，可选择上肢、下肢或头皮（新生儿或小婴儿）部位进行插管。

4.2.3　当静脉输液治疗可能要超过6天时，应使用中长外周静脉导管或经外周中心静脉导管。

4.2.4　当对成人进行非隧道式中心静脉置管操作时，应选择锁骨下静脉而非颈静脉或股静脉，以减少感染风险。

4.2.5　对血液透析或终末期肾病患者，应避免选择锁骨下静脉部位，以防锁骨下静脉狭窄。

4.2.6　对于须接受长期透析的慢性肾功能衰竭患者，应采用造瘘或植入等方式而非中心静脉置管。

4.2.7　根据病情需要选择单腔或多腔导管，尽量选择导管接头和管腔最少的中央静脉导管。

4.2.8　若有胃肠外营养建议专用一腔或一孔。

4.3　置管操作时

4.3.1　手卫生：除用洗手液流动水洗手外，应常规使用快速手消毒剂进行手消毒后再戴无菌手套，戴手套不能取代洗手。

4.3.2　置管时使用的医疗器械、器具等医疗用品和各种敷料必须达到灭菌水平。

4.3.3　宜使用0.5%的碘伏溶液局部擦拭2～3遍以进行皮肤消毒，自穿刺点由内向外以螺旋方式消毒，消毒范围应在15cm以上。作用时间遵循产品的使用说明。

4.3.4　操作时应严格遵守无菌技术操作及手卫生规范，采取最大无菌屏障。置管人员应戴帽子、口罩、无菌手套等。

4.4　置管后的维护

4.4.1　医务人员应严格掌握中央导管留置指征，每日评估留置导管的必要性，尽早拔除导管。

4.4.2　穿刺术野的覆盖保护一般使用透明、半透性聚氨酯敷贴或纱布等材料。如对于高热、出汗较多的患者或导管置管处血液渗出较多者宜选纱布或透气性、吸水性好的透明敷贴。

4.4.3　应当定期更换导管穿刺点覆盖的敷料。更换间隔时间：纱布敷料，每2天更换1次；短期使用的透明敷料，每5～7天更换1次。如果敷料潮湿、松散或污染，应重新进行皮肤消毒，导管维护后覆盖新的敷料。

4.4.4　应保持穿刺点干燥，密切观察穿刺部位有无感染征象。医务人员接触穿刺点或更换敷料时，应当严格执行手卫生。

4.4.5　保持导管连接端口的清洁，注射药物前，应当用75%乙醇或含碘消毒剂进行消毒，待干后方可注射药物。如有血迹等污染时，应当立即更换。

4.4.6　告知置管患者在沐浴或者擦身时，应当注意保护导管，不要把导管淋湿或者浸入水中。

4.4.7　在输血、输入血制品、脂肪乳剂后的24小时内或者停止输液后，应当及时更换输液管路。外周及中心静脉置管后，应当用生理盐水或肝素盐水进行常规冲管，预防导管内血栓形成。

4.4.8　严格保证输注液体的无菌。

4.4.9　紧急状态下的置管，若不能保证有效的无菌原则，应当在48小时内尽快拔除导管，更换穿刺部位后重新进行置管，并做相应处理。

4.4.10　如无感染征象时，不宜常规更换导管，不宜定期对穿刺点涂抹送微生物检测。

4.4.11　当怀疑中央导管相关性血流感染时如无禁忌，应立即拔管，导管尖端送微生物检测，同时进行静脉血微生物检测。

4.5　培训与管理

4.5.1　置管人员和导管维护人员应持续接受导管相关操作和感染预防相关知识的培训，并熟悉掌握相关操作技能，严格遵循无菌操作原则。

4.5.2　开展导管相关血流感染的目标性监测，定期检查导管相关血流感染核心防控措施执行情况。

4.5.3　质控指标：导管相关血流感染率逐渐下降。导管相关血流感染核心防控措施执行率100%达标。

4.5.4　定期数据比较分析、反馈并采取有效措施逐步降低感染率。

5　参考资料

5.1　《重症监护病房医院感染预防与控制规范》WS/T 509—2016

5.2　《医院感染管理办法》（卫生部令〔2006〕第48号）

5.3　《导管相关血流感染预防与控制技术指南（2021年版）》

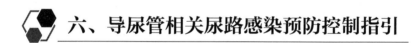

六、导尿管相关尿路感染预防控制指引

1　目的

降低导尿管相关尿路感染概率，规范相关防控管理工作。

2　通用范围

适用于全院临床科室。

3　定义

导尿管相关尿路感染主要指患者留置导尿管后，或者拔除导尿管48小时内发生的泌尿系统感染。

4　内容

4.1　插管前

4.1.1　严格掌握留置导尿管的适应证，尽量避免不必要的留置导尿。

4.1.2　仔细检查无菌导尿包，若过期、外包装破损、潮湿则不得使用。

4.1.3　根据年龄、性别、尿道情况选择合适的导尿管口径、类型。

4.1.4　规范手卫生和戴手套的程序。

4.1.5　对留置导尿患者，应采用密闭式引流系统。

4.1.6　告知患者留置导尿管的目的、配合要点和置管后的注意事项。

4.2　插管时

4.2.1　操作时应遵守无菌技术操作。洗手和手消毒后，戴无菌手套实施导尿术。

4.2.2　严格遵循无菌操作技术原则留置导尿管，动作要轻柔，避免损伤尿道黏膜。如尿管被污染应当重新更换尿管。

4.2.3　充分消毒尿道口，防止污染，要使用合适的消毒棉球消毒尿道口及其周围皮肤黏膜，棉球不能重复使用。①男性：先洗净包皮及冠状沟，然后自尿道口、龟头向外旋转擦拭消毒；②女性：先按照由上到下，由内向外的原则清洗外阴，然后清洗并消毒尿道口、前庭、两侧大小阴唇，最后为会阴、肛门。

4.2.4　进行无菌物品准备，检查导管气囊-润滑导尿管-衔接无菌引流袋。

4.2.5　首次消毒后铺无菌巾，尽可能保持最大的无菌空间，再行二次消毒。

4.2.6　导管插入深度适宜，插入后，确保导管在膀胱内方可向水囊注水，注水时务必观察患者表情与主诉，避免因导管在后尿道内而损伤尿道。水囊注入10～15mL无菌水，向外轻拉导尿管，确认置入成功后妥善固定。

4.3　插管后

4.3.1　悬垂集尿袋，不可高于膀胱水平，并及时清空袋中尿液。

4.3.2　保持尿液引流系统通畅和完整，不要轻易打开导尿管与集尿袋的接口。

4.3.3　如要留取尿标本，可从集尿袋采集，但此标本不得用于普通细菌和真菌学检查。

4.3.4　不主张使用含消毒剂或抗菌药物的生理盐水进行膀胱冲洗或灌注来预防泌尿道感染。

4.3.5　疑似导尿管阻塞应更换导管，不得冲洗。

4.3.6　保持尿道口清洁，日常用肥皂和水保持清洁即可，但大便失禁的患者清洁以后还需消毒。

4.3.7 患者沐浴或擦身时要注意对导管的保护，不要把导管浸入水中。

4.3.8 导尿管不慎脱落或导尿管密闭系统被破坏，需要更换导尿管。

5 参考资料

5.1 《重症监护病房医院感染预防与控制规范》WS/T 509—2016

5.2 《医院感染管理办法》（卫生部令〔2006〕第48号）

5.3 《导尿管相关尿路感染预防与控制技术指南（试行）》（卫办医政发〔2010〕187号）

6 附件

6.1 导尿管相关尿路感染目标监测流程图（图2-6-1）

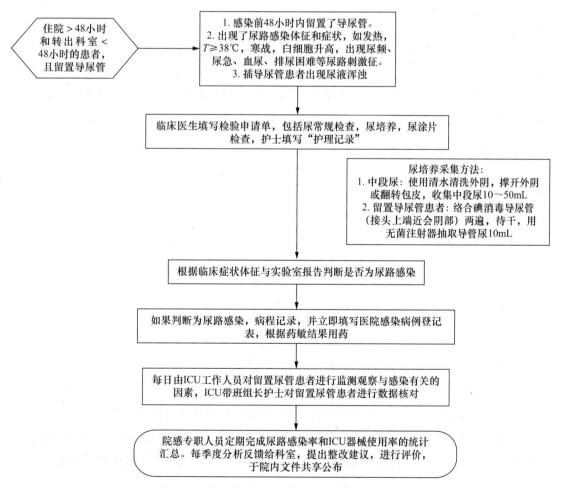

图2-6-1 导尿管相关尿路感染目标监测流程图

七、标准预防

1　目的

规范标准预防措施，避免职业暴露。

2　通用范围

适用于全院各科室。

3　定义

3.1　标准预防

标准预防即基于患者的体液（血液、组织液等）、分泌物（不包括汗液）、排泄物、黏膜和非完整皮肤均可能含有病原体的原因，针对医院患者和医务人员采取的一组预防感染措施。包括手卫生，根据预期可能的暴露穿戴手套、隔离衣、口罩、帽子、护目镜或防护面罩等个人防护用品，安全注射，以及穿戴合适的防护用品处理污染的物品与医疗器械等。

4　内容

4.1　手卫生

4.1.1　尽量避免接触患者周围的物品表面，并遵循《医务人员手卫生基本原则》。

4.2　个人防护用品

4.2.1　使用原则

4.2.1.1　预期可能接触到血液或体液时，需穿戴个人防护用品。

4.2.1.2　诊疗操作结束或离开患者的房间或区域前脱卸并丢弃个人防护用品。

4.2.1.3　脱卸或丢弃个人防护装备过程中应避免污染自身与周围物品表面。

4.2.2　个人防护用品的使用应遵循《手套使用标准操作规程》《隔离衣使用标准操作规程》《面部防护用品使用标准操作规程》《个人防护装备（PPE）穿脱标准操作规程》。

4.3 呼吸道卫生/咳嗽礼仪

4.3.1　呼吸道感染患者佩戴医用外科口罩、在咳嗽或打喷嚏时用纸巾盖住口鼻、接触呼吸道分泌物后实施手卫生，并与其他人保持 1m 以上距离的一组措施。

4.4 患者安置

4.4.1　传染患者与普通患者严格分开安置。

4.4.2　感染患者与非感染患者分区/室安置。

4.4.3　感染患者与高度易感患者分别安置。

4.4.4　同种病原体感染患者可同住一室。

4.4.5　可疑特殊感染患者（包括可疑传染患者）应单间隔离。

4.4.6　根据疾病种类、患者病情、传染病分期分别安置患者。

4.4.7　成人与婴儿感染病分别安置。

4.5 仪器（设施）和环境

4.5.1　仪器（设施）和环境可能被具感染性的体液所污染，应有效管理以预防这些仪器（设施）和环境成为感染源传播的媒介。具体措施参见《感染性体液污染的仪器（设施）及环境处置原则》。

4.6 织物

4.6.1　患者使用过的织物可能被具感染性的体液所污染，应以最小抖动的方式处理使用过的被服及布单织品，以避免污染空气、环境表面和人。具体要求参见《织物清洗与消毒标准操作规程》。

4.7 安全注射

4.7.1　在使用注射针、代替注射针的套管和静脉输液系统时，应遵循安全注射标准的原则。

4.8 呼吸防护

4.8.1　近距离（1m 以内）接触患者时建议常规佩戴外科口罩。

5 参考资料

5.1　《医院隔离技术标准》WS/T 311—2023

八、呼吸卫生（咳嗽）礼仪策略

1　目的

指导医疗机构尽早采取感染控制措施预防呼吸道传染性疾病的传播。

2　通用范围

适用于呼吸道传染性疾病未确诊的患者及其陪同亲友，以及所有进入医疗机构伴有呼吸道感染综合征的人员。

3　内容

3.1　医务人员应认识到控制呼吸道分泌物的重要性，特别是在社区病毒性呼吸道传染性疾病暴发季节，如流感病毒、呼吸道合胞病毒、腺病毒、副流感病毒等。

3.2　医务人员接诊具有呼吸道感染综合征的患者时，应遵循飞沫隔离措施，如戴口罩和做手卫生；医务人员具有呼吸道感染征象时应避免直接接触患者，特别是易感患者，若无法避免时应戴口罩。

3.3　医疗机构应从接触患者的第一时间开始，如预检分诊处、候诊区域、门诊、内科医生办公室，执行以下措施。

3.3.1　在门诊和住院部的入口和重要位置，如电梯、自助餐厅等，张贴标语，教育患者与其他有呼吸道感染征象的人员：咳嗽或打喷嚏时应用卫生纸遮掩口、鼻，否则应用臂弯遮掩口、鼻；使用后的卫生纸应丢进垃圾桶；接触呼吸道分泌物后应做手卫生。

3.3.2　应提供卫生纸和免触碰开启的垃圾桶，如脚踏式垃圾桶，以便丢弃使用后的卫生纸。

3.3.3　进行手卫生宣教，提供位置便利的快速手消毒剂，并随时注意是否已经使用完毕并定期更换。洗手位置应提供所需的消耗用品，如洗手液、干手纸。

3.3.4　呼吸道传染性疾病暴发或流行季节，为有咳嗽、鼻塞、鼻涕或呼吸道分泌物增加等有呼吸道感染征象的人员（包括陪伴人员）提供口罩；鼓励有呼吸道感染征象的人员与候诊区域的其他人员保持至少1m的空间距离。

九、感染性体液污染的仪器（设施）及环境处置原则

1　目的

规范感染性体液污染的仪器（设施）及环境处置措施，避免医院感染。

2　通用范围

适用于全院各科室。

3　内容

3.1　正确处理被感染性体液污染的仪器（设施）

3.1.1　制定被血液或体液污染的仪器及设施的包装、运送及处理的策略和流程。

3.1.2　高度和中度危险性仪器及设施使用后应先清洗，再进行高水平消毒和灭菌。

3.1.3　清洗消毒人员应根据污染的程度穿戴个人防护装备。

3.2　正确处理被感染性体液污染的环境

3.2.1　根据患者接触和污染的程度制定常规性或针对性清洁策略和流程。

3.2.2　清洁和消毒被病原体污染的物体表面，尤其是患者周围的区域，如床栏杆、床头柜，以及手频繁接触的物体表面（如门把手、卫生间内或周围的物体表面）应较其他区域进行更频繁的清洁和消毒。

3.2.3　儿童医疗或候诊区域清洗和消毒策略及流程应遵循以下原则。

3.2.3.1　选择易于清洗和消毒的玩具。

3.2.3.2　不应提供共用的绒毛玩具。

3.2.3.3　大型固定玩具，如攀爬装备，清洁或消毒每周不少于1次，污染时随时进行清洁或消毒。

3.2.3.4　若玩具可能接触嘴，在消毒后应用水冲洗或使用清洗机清洗。

3.2.3.5　当玩具需要清洗和消毒时应立即进行，否则应储存在有标示的容器中，并与其他干净的玩具分开。

3.2.3.6　制定预防污染及清洁消毒的策略和流程，其中应包括重复使用的电子设备，尤其是供患者使用的设备、器材和经常进出病房的移动式设备。

十、安全注射

1　目的

规范医务人员安全注射行为，避免职业暴露。

2　通用范围

适用于全院各科室。

3　定义

3.1　安全注射（safe injection）

安全注射即对接受注射者无害，实施注射操作的医护人员不暴露于可避免的风险，以及注射的废弃物不对环境和他人造成危害。

4　内容

4.1　使用注射针、套管针和静脉输液系统时，应遵循下列要求。

4.1.1　严格遵守无菌操作原则。

4.1.2　使用后的注射器禁止双手回套针帽，禁止用手直接分离注射器的针头。

4.1.3　一人一针一管一用，包括配药、皮试、胰岛素注射、免疫接种等，不得只更换针头不更换注射器。

4.1.4　尽可能使用单剂量注射用药品。

4.1.5　单剂量注射用药品不得分数次使用。

4.1.6　多剂量使用时，必须做到一人一针一管一用。

4.1.7　保存时应按照厂家建议保存，疑有污染时应立即丢弃。

5　参考资料

5.1　《病区医院感染管理规范》WS/T 510—2016

十一、医院空气净化消毒器（机）使用标准操作规程

1　目的

规范医院空气净化消毒器（机）使用标准操作。

2　通用范围

适用于手术室、新生儿、血透室、ICU。

3　内容

3.1　安装

3.1.1　机型的选择应与所安装的房间体积匹配，所用消毒器（机）的循环风量（m³/h）必须是房间体积的8倍以上。

3.1.2　柜机的安装应选择人员走动少，且为房间的下风处或重污染区域。

3.1.3　壁挂机安装应处于房间清洁区或操作台面的对侧墙面或侧墙。

3.1.4　进风口、出风口不应有物品覆盖或遮挡。

3.1.5　机器送风口宜远离门窗。

3.2　使用

3.2.1　使用前应关闭门窗，以避免将室外空气吸入，从而加大室内的尘埃浓度。

3.2.2　房间需要开窗通风换气时，则应先关闭空气净化消毒器（机）。

3.2.3　使用空气净化消毒器（机）的房间应保持室内清洁干燥，日常卫生应采取湿式卫生。

3.2.4　对一些特殊场所的空气消毒，如手术室的空气消毒，可以与紫外线灯联合使用，即先采用紫外线灯（空态下）照射30分钟，当相关人员入内实施手术时，可开启空气净化消毒器（机）进行动态消毒30分钟。

3.3　维护

3.3.1　根据使用频率与环境清洁状况，定期清洁滤网（膜）与格栅。

3.3.2　消毒器的检修与维护严格遵循产品的说明书。

3.3.3　保持消毒器（机）外表清洁无尘。

3.3.4　做好维护记录。

3.4　清洗与消毒

3.4.1　小心拆卸滤网（膜），就地采用塑料袋打包，严禁在清洁区或在洗手水池内进行清洁，应到指定的卫生处置间进行清洁。

3.4.2　采用清水冲洗，自然干燥后，方可安装启用。

3.4.3　通常不需要对滤网（膜）进行消毒，如发生经空气传播疾病暴发时，在清洁的基础上，可采用消毒剂溶液浸泡消毒。

3.4.4　在清洁过程中，相关人员应做好个人防护，预防滤网（膜）上尘埃的吸入以及清洗污水溅到清洗者的身上。

4　参考资料

4.1　《医疗机构消毒技术规范》WS/T 367—2012

4.2　《医院空气净化管理规范》WS/T 368—2012

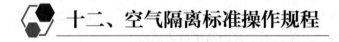

十二、空气隔离标准操作规程

1　目的

预防通过空气传播的感染源，规范相关防控管理工作。

2　通用范围

适用于全院临床科室。

3　内容

3.1　患者安置

3.1.1　临时安置地应确保相对独立，通风良好或安装了带有空气净化消毒装置的集中

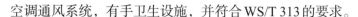

空调通风系统，有手卫生设施，并符合WS/T 313的要求。

3.1.2 集中安置地应相对独立，布局合理，分为清洁区、潜在污染区和污染区，三区之间应设置缓冲间，缓冲间两侧的门不应同时开启，无逆流，不交叉。病室内应设置卫生间。

3.1.3 疑似或确诊经空气传播疾病患者宜安置在负压病区（房）中。应制定探视制度，并限制探视人数和时间。

3.1.4 避免与感染后可能预后不良或容易传播感染患者应单人间安置，确诊的同种病原体感染的患者可安置于同一病室，床间距不小于1.2m。易传播感染的患者安置于同一病房，如免疫功能不全或可能长期住院的患者。

3.1.5 患者在病情容许时宜戴医用外科口罩，其活动宜限制在隔离病室内。

3.1.6 无条件收治呼吸道传染病患者的医疗机构，对暂不能转出的患者，应安置在通风良好的临时留观病室或空气隔离病室。

3.1.7 经空气传播疾病患者在医疗机构中的诊疗应遵循医疗机构相关规定。

3.2 门急诊

3.2.1 应建立预检分诊制度，及时发现通过空气传播疾病的患者或疑似患者。

3.2.2 应尽快将患者安置于空气隔离病房，条件受限时，应为病情许可患者佩戴医用外科口罩并将患者安置于检查室，限制其活动范围。当患者离开以后，检查室一般应停止使用1小时以上，以达到换气次数要求。

3.2.3 应指导确诊或疑似患者正确佩戴医用外科口罩与落实呼吸卫生（咳嗽）礼仪。患者进入空气隔离病室前不得摘除口罩。

3.3 人员限制

3.3.1 应尽可能安排具有特异性免疫的医务人员进入病房。

3.4 个人防护装备

3.4.1 医务人员无论是否具有特异性免疫，当进入病房时，均应佩戴经过密合度测试的N95呼吸防护器或医用防护口罩。

3.5 患者转运要求

3.5.1 患者转运包括从就诊地到临时安置地，从临时安置地到集中安置地。应制定经空气传播疾病患者院内转运与院外转运的制度与流程。

3.5.2 疑似或确诊呼吸道传染病患者和不明原因肺炎的患者应及时转运至有条件收治的定点医疗机构救治。

3.5.3 转运时，工作人员应做好经空气传播疾病的个人防护，转运中避免进行产生气溶胶的操作。

3.5.4   疑似或确诊经空气传播疾病患者在转运途中，病情容许时应戴医用外科口罩。

3.5.5   转运过程中若使用转运车辆，应通风良好，有条件的医疗机构可采用负压转运车。转运完成后，应及时对转运车辆进行终末消毒，终末消毒应遵循WS/T 367的要求。

3.5.6   患者确定转运时，应告知接诊医疗机构或医疗机构相关部门的工作人员。

4　参考资料

4.1   《经空气传播疾病医院感染预防与控制规范》WS/T 511—2016

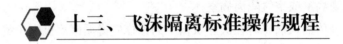

十三、飞沫隔离标准操作规程

1　目的

预防通过飞沫传播的感染源，规范相关防控管理工作。

2　通用范围

适用于全院临床科室。

3　内容

3.1　患者安置

3.1.1   应将患者安置于单人病房，条件受限时，应遵循如下原则：

3.1.1.1   优先安置重度咳嗽且有痰的患者；

3.1.1.2   将感染或定植相同感染源的患者安置在同一病房。

3.1.2   当不同感染源的患者需安置于同一病房时，应遵循以下原则：

3.1.2.1   避免与感染后可能预后不良或容易传播感染的患者安置于同一病房，如免疫功能不全或可能长期住院的患者；

3.1.2.2   床间距应≥1m，并拉上病床边的围帘；

3.1.2.3   同一病房的患者都需采取飞沫隔离，接触同一病房内不同患者之间，都应更换个人防护装备及执行手卫生；

3.1.2.4　门急诊应尽快将患者安置于检查室或分隔间，并且建议患者遵循呼吸卫生（咳嗽）礼仪。

3.2　个人防护装备

3.2.1　进入病房或分隔间应戴口罩。

3.2.2　密切接触患者时，除了口罩以外，建议常规佩戴护目装备，如护目镜或防护面罩。

3.2.3　针对疑似或确诊SARS、禽流感或流感大流行的患者应遵循最新感染控制指南。

3.3　患者转运

3.3.1　除非必要，应限制患者在病房外活动。

3.3.2　确实需要转运时，应指导患者佩戴口罩，并遵循呼吸卫生（咳嗽）礼仪。

4　参考资料

4.1　《医院隔离技术标准》WS/T 311—2023

4.2　《医院感染预防与控制标准操作规程（第二版）》2019年

十四、接触隔离标准操作规程

1　目的

预防通过直接或间接接触患者或患者医疗环境而传播的感染源，规范相关防控管理工作。

2　通用范围

适用于全院临床科室。

3　内容

3.1　基本原则

3.1.1　适用于预防通过直接或间接接触患者或患者医疗环境而传播的感染源，如耐甲氧西林金黄色葡萄球菌、耐万古霉素肠球菌、艰难梭菌、诺如病毒等，无论是疑似还是确诊感染或定植的患者都应隔离。

3.1.2　在标准预防的基础上，应做好患者安置、个人防护、患者转运、医疗用物和环境的清洁消毒等预防措施。

3.2　患者安置

3.2.1　将患者安置于单人病房，条件受限时，应遵循如下原则：

3.2.1.1　优先安置容易传播感染的患者，如大小便失禁的患者。

3.2.1.2　将感染或定植相同病原体的患者安置在同一病房。

3.2.1.3　当需与未感染或定植相同病原体的患者安置于同一病房时，应遵循如下原则：

A．避免与感染后可能预后不良或容易传播感染的患者安置于同一病房，如免疫功能不全、有开放性伤口或可能长期住院的患者。

B．床间距应≥1m，并拉上病床边的围帘。

C．同一病房的患者都需采取接触隔离，在接触同一病房内不同的患者之间，都应更换个人防护装备及执行手卫生。

D．设立隔离标识。

3.2.2　严格限制探视者，如需探视，探视者应正确穿戴个人防护用品，并遵守手卫生规定。

3.2.3　限制患者活动范围，离开隔离病房或隔离区域时，应戴外科口罩。

3.2.4　门急诊应尽快将患者安置于检查室或分隔间。

3.3　个人防护装备

3.3.1　不论是接触患者完整的皮肤还是环境表面，如医疗设备、床栏杆，都应在进入隔离间时戴手套。

3.3.2　隔离衣

3.3.2.1　进入隔离区时应穿隔离衣，并于离开隔离区前脱卸隔离衣及执行手卫生。

3.3.2.2　脱卸隔离衣后，应确保衣服及皮肤不接触污染的环境表面。

3.4　患者转运要求

3.4.1　除非必要，应限制患者在病房外活动及转运。

3.4.2　确实需要转运时，应覆盖患者的感染或定植部位。

3.4.3　转运前工作人员应执行手卫生并脱卸和丢弃受污染的个人防护装备。

3.4.4　转运到达目的地后，医务人员再穿戴干净的个人防护装备处置患者。

3.5　医疗装备和仪器（设备）

3.5.1　遵循标准预防的原则处理相关医疗装置和仪器（设备）。

3.5.2　一般诊疗用品，如听诊器、血压计、体温计、压舌板、压脉带等应专人专用，不能专用的医疗装置应在每一位患者使用前后进行清洁和消毒。

3.6　环境

3.6.1　病房环境表面，尤其是患者频繁接触的物体表面，如床栏杆、床旁桌、卫生间、门把手以及患者周围的物体表面，应经常清洁消毒，清洁消毒2次/日以上。

4　参考资料

4.1　《医院隔离技术标准》WS/T 311—2023

4.2　《医院感染预防与控制标准操作规程（第二版）》2019年

十五、医务人员外科手消毒标准操作规程

1　目的

为规范全院医务人员手卫生，提高手卫生依从性及手卫生正确率。

2　通用范围

适用于全院临床科室。

3　定义

外科手消毒，即外科手术前医护人员用流动水和洗手液揉搓冲洗双手、前臂至上臂下1/3，再用手消毒剂清除或者杀灭手部、前臂至上臂下1/3暂居菌和减少常居菌的过程。

4　内容

4.1　外科手消毒设施

4.1.1　洗手池应设置在手术间附近，水池大小、高矮适宜，防喷溅，池面光滑无死角，每日须进行清洁、消毒。

4.1.2　洗手池及水龙头数量应根据手术间的数量合理设置，每2～4个手术间宜独立设置1个洗手池，水龙头数量不少于手术间的数量，水龙头开关应为非手触式。

4.1.3　应配备清洁指甲的用品，应一人一用一消毒或者一次性使用。

4.1.4　可配备手卫生的揉搓用品。如配备刷毛柔软的手刷。

4.1.5　揉搓用品（如海绵、手刷等）用指定容器存放，一人一用一灭菌或一次性使用。

4.1.6　手消毒剂的出液器应采用非手触式，手消毒剂宜采用一次性包装。

4.1.7　重复使用的消毒剂容器应至少每周清洁与消毒一次。

4.1.8　冲洗手消毒法应配备干手用品，并符合以下要求：

4.1.8.1　手消毒后应使用经灭菌的布巾干手，布巾应一人一用。

4.1.8.2　重复使用的布巾，用后应清洗、灭菌并按照相应要求储存。

4.1.8.3　盛装布巾的包装物可为一次性使用，如使用可复用容器应每次清洗、灭菌，包装开启后使用不得超过24小时。

4.1.9　应配备计时装置、外科手卫生流程图。

4.2　方法

4.2.1　外科手消毒应遵循以下原则：

4.2.1.1　先洗手，后消毒。

4.2.1.2　不同患者手术之间、手套破损或手被污染时，应重新进行外科手消毒。

4.2.2　外科洗手应遵循以下方法与要求：

4.2.2.1　洗手之前应先摘除手部饰物，修剪指甲，指甲长度不超过指尖。

4.2.2.2　取适量的洗手液清洗双手、前臂和上臂下1/3，并认真揉搓。清洁双手时，可使用清洁指甲用品清洁指甲下的污垢和使用揉搓用品清洁手部皮肤的皱褶处。

4.2.2.3　流动水冲洗双手、前臂和上臂下1/3。

4.2.2.4　使用干手用品擦干双手、前臂和上臂下1/3。

4.2.3　外科冲洗手消毒应遵循以下方法：

4.2.3.1　按照外科洗手的方法与要求完成外科洗手。

4.2.3.2　取适量的手消毒剂涂抹至双手的每个部位、前臂和上臂下1/3，并认真揉搓3～5分钟。

4.2.3.3　在流动水下从指尖向手肘单一方向地冲净双手、前臂和上臂下1/3，用经灭菌的布巾彻底擦干。

4.2.3.4　冲洗水应符合GB 5749的规定。冲洗用水的水质达不到要求时，手术人员在戴手套前，应用速干手消毒剂消毒双手。

4.2.3.5　手消毒剂的取液量、揉搓时间及使用方法遵循产品的使用说明。

4.2.4　外科免冲洗手消毒应遵循以下方法：

4.2.4.1　按照外科洗手的方法与要求完成外科洗手。

4.2.4.2　取适量的手消毒剂放置在左手掌上。

4.2.4.3　将右手手指尖浸泡在手消毒剂中（≥5秒）。

4.2.4.4　将手消毒剂涂抹在右手、前臂直至上臂下1/3，确保通过环形运动环绕前臂至上臂下1/3，将手消毒剂完全覆盖皮肤区域，持续揉搓10～15秒，直至消毒剂干燥。

4.2.4.5　取适量的手消毒剂放置在右手掌上。

4.2.4.6　在左手重复同样过程。

4.2.4.7　取适量的手消毒剂放置在手掌上。

4.2.4.8　揉搓双手直至手腕，揉搓方法按照外科手消毒揉搓的步骤进行，揉搓至手部干燥。

4.2.4.9　手消毒剂的取液量、揉搓时间及使用方法遵循产品的使用说明。

4.3　注意事项

4.3.1　不得戴假指甲、装饰指甲，保持指甲和指甲周围组织的清洁。

4.3.2　在外科手消毒过程中应保持双手位于胸前并高于肘部，使水由手部流向肘部。

4.3.3　洗手与消毒可使用海绵、其他揉搓用品或双手相互揉搓。

4.3.4　术后摘除手套后，应用洗手液清洁双手。

4.3.5　用后的清洁指甲用品、揉搓用品如海绵、毛刷等，放到指定的容器中；揉搓用品、清洁指甲用品应一人一用一消毒或者一次性使用。

5　参考资料

5.1　《医务人员手卫生规范》WS/T 313—2019

十六、口罩使用标准操作规程

1 目的

预防呼吸道、飞沫传播，对细菌和病毒有很好的预防作用。

2 通用范围

适用于全院所有科室。

3 内容

3.1 基本要求

3.1.1 外科口罩、医用防护口罩均应按照第二类医疗器械进行管理。

3.1.2 佩戴医用防护口罩的人员应进行密合性测试和培训，并选择个人合适的医用防护口罩。面部特征发生明显变化时应重新进行密合性测试。

3.1.3 佩戴时应注意内外和上下之分，防水层朝外，有鼻夹的一侧在上，或者按照产品使用说明书使用。

3.1.4 一次性口罩应一次性使用。口罩潮湿后，或受到患者血液、体液污染后，应及时更换。

3.1.5 护目镜或防护面罩佩戴前应检查有无破损、变形及其他明显缺陷。每次使用后应进行清洁与消毒。

3.2 佩戴方法

3.2.1 医用外科口罩佩戴方法

3.2.1.1 手卫生

3.2.1.2 将口罩罩住鼻、口及下颌，口罩上方带系于头顶中部，下方带系于颈部。

3.2.1.3 将双手指尖放在鼻夹上，切勿用一只手捏鼻夹，从中间位置开始，用手指向内按压，根据鼻梁形状塑造鼻夹。

3.2.1.4 根据颜面部形状，调整系带的松紧度，使其紧贴面部。

3.2.2　医用防护口罩佩戴方法

3.2.2.1　选取合适的医用防护口罩。

3.2.2.2　手卫生。

3.2.2.3　一手托住防护口罩，鼻夹的一面背向外，将防护口罩罩住鼻、口及下颌，鼻夹部位向上紧贴面部。

3.2.2.4　用另一只手将下方紧带拉过头顶，放在颈后双耳下，再将上方紧带拉至头顶中部。

3.2.2.5　将双手指尖放在金属鼻夹上，从中间位置开始，用手指向内按鼻夹，并分别向两侧移动和按压，根据鼻梁的形状塑造鼻夹。

3.2.2.6　双手按压口罩前部，使其紧贴面部。

3.2.2.7　进行密合性检查，确保口罩密合性良好。

3.2.3　注意事项

3.2.3.1　每次佩戴医用防护口罩进入工作区域之前，应进行密合性测试。测试方法：将双手完全盖住防护口罩，快速呼气，若鼻夹附近有漏气，调整鼻夹，若漏气位于四周，应调整到不漏气为止。

3.3　摘除方法

3.3.1　医用外科口罩摘除应遵循以下方法：

3.3.1.1　解开口罩下方系带，注意切勿接触口罩外面；

3.3.1.2　解开口罩上面系带；

3.3.1.3　用手捏住系带投入医疗废物桶内；

3.3.1.4　手卫生。

3.3.2　医用防护口罩摘除应遵循以下方法：

3.3.2.1　双手同时抓住两根松紧带，提过头部，脱下；

3.3.2.2　用手捏住松紧带将口罩丢入医疗废物桶；

3.3.2.3　手卫生。

▶4　参考资料

4.1　《医院隔离技术标准》WS/T 311—2023

4.2　《医用外科口罩》YY 0469—2011

4.3　《医用防护口罩技术要求》GB 19083—2010

十七、医用手套选择与使用标准操作规程

1　目的

保护患者、防止医护人员双手遭受污染和损害。

2　通用范围

适用于全院各部门及科室。

3　内容

3.1　手套的分类

3.1.1　一次性使用医用手套。

3.1.2　一次性使用灭菌橡胶外科手套：符合 GB 7543。

3.1.3　一次性使用医用橡胶检查手套：符合 GB 10213。

3.2　手套的选择

3.2.1　使用手套的基本原则

3.2.1.1　应遵循标准预防和接触隔离的原则；不管是否使用手套均应遵循手卫生指征。

3.2.1.2　一次性使用医用手套与可重复使用手套的使用原则。

3.2.1.3　直接接触患者或开始诊疗工作，应使用一次性使用医用手套。

3.2.1.4　清洁环境或医疗设备，应使用一次性医用手套或可重复使用的手套。

3.2.1.5　一次性医用手套应只使用一次。

3.2.2　外科手套的使用指征

3.2.2.1　手术操作。

3.2.2.2　阴道分娩。

3.2.2.3　放射介入手术。

3.2.2.4　中心静脉置管。

3.2.2.5　全胃肠外营养和化疗药物准备等。

3.2.3　检查手套的使用指征

3.2.3.1　接触患者的血液、体液、分泌物、排泄物及被体液明显污染的物品时，应使用检查手套。

3.2.3.2　直接接触：接触血液；接触黏膜组织和破损皮肤；接触有潜在高传染性、高危险性的微生物；疫情或紧急情况；静脉注射；抽血；静脉导管拔管；妇科检查；非密闭式吸痰。

3.2.3.3　间接接触：倾倒呕吐物；处理（清洁）器械；处理废物；清理喷溅的体液。

3.2.4　无须使用手套的情况

3.2.4.1　除接触隔离以外，不接触血液、体液或污染环境，不需要使用手套。

3.2.4.2　直接接触：量血压；测体温和脉搏；皮下和肌内注射；给患者穿衣；转患者；医治眼睛和耳朵（无分泌物）；无渗血的静脉导管操作。

3.2.4.3　间接接触：使用电话；书写医疗文书；发放口服药物；收发患者餐具；更换被服；放置无创呼吸机和氧气插管；移动患者使用的设备。

3.3　戴手套与脱手套的指征

3.3.1　戴手套

3.3.1.1　进行无菌操作前。

3.3.1.2　接触血液或其他体液之前，无论是否进行无菌操作还是接触破损皮肤和黏膜组织。

3.3.1.3　接触实施隔离措施的患者和患者周围区域前。

3.3.2　脱手套

3.3.2.1　手套破损或疑有破损时。

3.3.2.2　接触血液、其他体液、破损皮肤和黏膜组织之后。

3.3.2.3　接触每个患者和患者周围环境或污染的身体部位之后。

3.3.2.4　有手卫生指征时。

3.4　手套戴脱方法

3.4.1　戴无菌手套的方法

3.4.1.1　打开手套包，一手掀起口袋的开口处。

3.4.1.2　另一手捏住手套翻折部分（手套内面）取出手套，对准五指戴上。

3.4.1.3　掀起另一只袋口，已戴好无菌手套的手指插入另一只手套的翻边内面，将手套戴好。然后将手套的翻转处套在工作衣袖外面。

3.4.1.4　有粉手套应采用无菌方法除去表面粉末。

3.4.2　脱手套的方法

3.4.2.1　用戴着手套的手捏住另一只手套污染面的边缘将手套脱下。

3.4.2.2　戴着手套的手握住脱下的手套，用脱下手套的手捏住另一只手套清洁面（手套内面）的边缘，将手套脱下。

3.4.2.3　用手捏住手套的内面丢至指定容器内。

3.5　手套使用中的主要事项

3.5.1　戴无菌手套前应进行手卫生并确保手部彻底干燥。

3.5.2　尽量选择无粉手套，如为有粉手套，应使用无菌方法去除手套表面的粉末。

3.5.3　一次性医用手套应一次性使用，使用后按照感染性医疗废物处理。

3.5.4　手套破损或疑有破损时应及时摘除。

3.5.5　接触实施接触预防措施的患者时，医用手套应最后佩戴，最早摘下。

3.5.6　不管手套是否有污染，摘除手套后都应实施手卫生，戴手套不能替代手卫生。

3.5.7　如果医护人员手部皮肤发生破损，在进行可能接触患者血液、体液的诊疗操作时应佩戴双层手套。

3.5.8　诊疗护理不同的患者之间应更换手套。

4　参考资料

4.1　《医院隔离技术标准》WS/T 311—2023

4.2　《医院感染预防与控制临床实践指引（2013年）》

4.3　《医院感染管理文件汇编（2015—2021）》. 北京：人民卫生出版社

十八、隔离衣、防护服使用标准操作规程

1　目的

为防止被病毒细菌侵入感染。

2　通用范围

适用于全院临床科室。

3　内容

3.1　隔离衣的适应证

3.1.1　接触经接触传播的感染性病原体确诊患者或疑似患者、定植患者及其周围环境时。

3.1.2　可能受到患者血液、体液、分泌物和排泄物大面积喷溅或污染时。

3.1.3　对实行保护性隔离的患者进行诊疗、护理操作时。

3.1.4　进入ICU、NICU、保护性隔离病房等重点部门，是否需穿隔离衣，应视人员进入目的及与患者接触状况，或根据医疗机构的内部规定而定。

3.2　防护服的通用范围

3.2.1　临床医务人员在接触甲类或按甲类管理的传染病确诊或疑似患者时穿戴。

3.2.2　医务人员接触疑似或确诊SARS等部分经空气或飞沫传播的传染病患者时穿戴，具体防护情况应遵循最新感染控制指南。

3.2.3　医务人员直接接触埃博拉病毒感染患者或可能接触患者或患者的污染物及其污染物品和环境表面时穿戴。

3.3　隔离衣、防护服穿脱方法

3.3.1　隔离衣穿脱方法

3.3.1.1　穿隔离衣方法

A. 手卫生、戴帽子、口罩；

B. 右手提衣领，左手伸入袖内，右手将衣领向上拉，露出左手；换左手持衣领，右手伸入袖内，露出右手，举双手将袖抖上，注意勿触及面部；

C. 两手持衣领，由领子中央顺着边缘向后系好颈带；

D. 扎好袖口；

E. 将隔离衣一边（约在腰下5cm）处逐渐向前拉，见到边缘捏住，同法捏住另一侧边缘；

F. 双手在背后将衣边对齐；

G. 向一侧折叠，一手按住折叠处，另一手将腰带拉至背后折叠处；

H. 将腰带在背后交叉，回到前面将带子系好。

3.3.1.2　脱隔离衣方法

A. 解开腰带，在前面打一活结；

B. 摘除手套、实施手卫生后、解开颈后带子；

C. 右手伸入左手腕部袖内，拉下袖子过手；用遮盖着的左手握住右手隔离衣袖子的外面，拉下右侧袖子；

D. 双手转换逐渐从袖管中退出，脱下隔离衣；

E. 非一次性使用的隔离衣：左手握住领子，右手将隔离衣两边对齐，悬挂于适宜区域；

F. 不再使用时或隔离衣为一次性时，脱下后污染面向内，卷成包裹状，丢至指定容器内。

3.3.2　防护服穿脱方法

3.3.2.1　穿防护服方法

A. 手卫生、戴帽子、防护口罩；

B. 先穿裤子；再穿袖子，戴好帽子；

C. 拉上拉链；整理，使防护服彻底遮盖身体；

D. 戴护目镜、面屏。

3.3.2.2　脱防护服方法

A. 摘除手套、手卫生、摘除面屏或护目镜；

B. 应先将拉链拉到底；

C. 向上提拉帽子，使头部脱离帽子；

D. 脱下袖子，由上而下边脱边卷，污染面向里；

E. 将脱下的防护服卷成包裹状，丢入医疗废物容器内。

3.4　注意事项

3.4.1　隔离衣和防护服只限在规定区域内穿脱。

3.4.2　穿前应检查隔离衣和防护服有无破损，有渗漏或破损应及时更换。

3.4.3　防护服应一次性使用，用后按感染性医疗废物处理。

3.4.4　防护服应在返回半污染区前的缓冲区内脱卸，长筒胶靴或高筒鞋套应随防护服一起脱下。

3.4.5　脱防护服时，动作尽量轻柔、熟练，确保没有未穿戴个人防护用品的人员在场，以免造成对他人及周围环境的污染。

4　参考资料

4.1　《医院隔离技术标准》WS/T 311—2023

4.2　《医院感染管理文件汇编（2015—2021）》. 北京：人民卫生出版社

4.3　《医院感染预防与控制临床实践指引（2013年）》

4.4　《医用一次性防护服技术要求》GB 19082—2009

十九、医务人员锐器伤防护标准操作规程

1　目的

提高自我意识，规范锐器使用时的防护，减少职业暴露的发生。

2　通用范围

适用于全院临床科室。

3　内容

3.1　防护优先等级原则

3.1.1　有效性从高到低依次为消除风险、工程控制、管理措施、行为控制、个人防护用品使用、接触后预防。

3.1.2　消除风险

3.1.2.1　锐器伤防护的最有效措施是尽量完全消除工作场所的危害，如尽量少用锐器或针具，取消所有不必要的注射，以及采用无针系统进行静脉注射。

3.1.3　工程控制、管理措施和行为控制

3.1.3.1　通过工程控制措施控制或转移工作场所的危害，如使用锐器处置容器（也称为安全盒）或者立即回收、插套或钝化使用后的针具（也称为安全针具装置或有防伤害装置的锐器）。

3.1.4　管理措施

3.1.4.1　制定政策限制接触危害，如采取标准预防策略，包括组建劳动者卫生安全委员会和针刺伤害预防委员会，制订职业接触风险控制计划，移走所有的不安全装置，持续培训安全装置的使用方法。

3.1.5　行为控制

3.1.5.1　通过改变行为减少对血源性病原体的职业接触，如消除针具的重复使用，将锐器盒放在视线水平且在手臂所能及的范围内，在锐器盒装满之前将其清空，在开始一项医疗程序之前，建立安全处理和处置锐器的设施方法。

3.2　具体措施

3.2.1　消除所有不必要的注射，如用喷射注射器来替代注射或针具。

3.2.2　使用无针系统。

3.2.3　使用安全器具自动销毁式注射器等。

3.2.4　利用安全针具装置化使用后的针具。

3.2.5　使用真空采血管采集血标本。

3.2.6　禁止将没有分离针头的注射器丢入感染性医疗废物之中。

3.2.7　在所有可能产生锐器的场所尽可能放置锐器盒，锐器盒放置在醒目、方便、高度适宜、操作人员视线水平及手臂所能及的范围内，如治疗车、治疗台侧面。

3.2.8　规范使用锐器盒，3/4满时及时封口。

3.2.9　锐器使用后应直接放入合格的锐器盒内。

3.2.10　禁止双手回套针帽。如确实需要回套针帽，建议单手回套或使用针帽回套装置。

3.2.11　禁止弯曲被污染的针具，禁止用手分离使用过的针具，禁止用手直接接触污染的针头、刀片等锐器。

3.2.12　禁止将手伸入医疗废物容器内，禁止用手挤压锐器盒，禁止徒手携带锐器行走。

3.2.13　清理可能含有锐器的污物时，应借助刷子、垃圾铲或镊子等器械，而非徒手处置。

3.2.14　在进行侵袭性诊疗护理、实验操作过程中，要保证充足的光线。

3.2.15　污染器械处置人员、手术人员应穿戴包脚的防护鞋。

4　参考资料

4.1　《血源性病原体职业接触防护导则》GBZ/T 213—2008

4.2　《医院感染管理文件汇编（1986—2015）》. 北京：人民卫生出版社，2015：214-2237

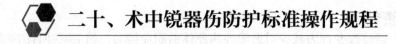

二十、术中锐器伤防护标准操作规程

1　目的

增强自我保护意识，规范锐器使用时的防护，减少职业暴露的发生。

2 通用范围

适用于麻醉科。

3 内容

3.1 发生锐器伤的主要原因

3.1.1 传递锐器时扎伤。

3.1.2 缝合伤口时扎伤。

3.1.3 助手违规配合造成助手刺伤。

3.1.4 微创穿刺时不正规操作造成本人刺伤。

3.1.5 器械护士安装、拆卸刀片时被划伤。

3.1.6 麻醉医师在为注射器复帽时被刺伤。

3.2 预防措施

3.2.1 如有条件，使用缝合器、组织黏合剂替代缝合针。

3.2.2 皮肤和腹部缝合时，如可能，用"U"形针来代替锐利的缝合针。

3.2.3 使用有刀片回缩处理装置或带有刀片废弃一体化装置的手术刀。

3.2.4 术中禁止用手传递锐器，应建立"中立区"。传递手术刀、剪、缝针及骨凿等锐器时，应将锐器放在无菌弯盘中传递。传递电钻等较大锐器时，应上好钻头或探针再行传递。

3.2.5 安装、拆卸手术刀片时应使用血管钳，而非徒手操作。

3.2.6 手术缝合时、暴露手术野时应借助血管钳、拉钩等，禁止用手指来牵引或握持组织。

3.2.7 术中及时清理手术区使用后的锐器。

3.2.8 在进行发生锐器伤风险较大的手术时（如骨科手术时），佩戴双层手套。

4 参考资料

4.1 《血源性病原体职业接触防护导则》GBZ/T 213—2008

4.2 《医院感染管理文件汇编（1986-2015）》. 北京：人民卫生出版社，2015：214-237

二十一、血液和体液皮肤黏膜暴露防护标准操作规程

1　目的

为降低职业暴露感染概率，规范相关防控管理工作。

2　通用范围

适用于全院各临床科室。

3　内容

3.1　预防原则

3.1.1　应当遵照标准预防原则，所有患者的血液、体液及被血液、体液污染的物品均视为具有传染性的污染物质，医务人员接触这些物质时，必须采取防护措施。

3.1.2　职业危害预防的最有效措施是尽量完全消除工作场所的危害，同时应配备必要的防护设施，如各类口罩、手套、护目镜、防护面罩、隔离衣（防护服）、冲眼装置、淋浴系统等。

3.1.3　提供有效、便捷的洗手设施、快速手消毒剂，确保在每次操作及脱去手套或其他个人防护装备后能立即进行手卫生，在接触血液或其他潜在感染性物质后，能立即用清洁剂（皂）和流动水清洗手和其他部位的皮肤或黏膜。

3.2　具体措施

3.2.1　进行有可能接触患者血液、体液的诊疗、护理和实验操作时应戴手套；手部皮肤破损或者在进行手套破损率比较高的操作时，应戴双层手套。

3.2.2　脱去手套后立即洗手或卫生手消毒。

3.2.3　手术或者其他操作中，怀疑或确认手套被刺破，应及时对手套进行擦洗，一旦确认手术安全允许，应尽快手消毒。

3.2.4　外科手术时间延长时应定期更换手套。

3.2.5　在诊疗、护理操作过程中，有可能发生血液、体液飞溅到面部时，医务人员应当戴医用外科口罩、护目镜或防护面罩。

3.2.6　普通眼镜防护作用有限，不能替代防护镜或防护面屏。

4　参考资料

4.1　《血源性病原体职业接触防护导则》GBZ/T 213—2008

4.2　《医院感染管理文件汇编（1986—2015）》. 北京：人民卫生出版社，2015：214-237

二十二、锐器伤防护安全器械选用标准操作规程

1　目的

为降低职业暴露感染概率，规范相关防控管理工作。

2　通用范围

适用于全院临床科室。

3　内容

3.1　防护优先等级原则安全原则

3.1.1　应评估、避免不必要的锐器操作。

3.1.2　应通过选用无针输液系统，如分隔膜无针密闭式输液接头、预充式导管冲洗器、无针螺口输液器、无针螺口注射器等，尽可能减少锐器的使用。

3.1.3　应通过选用带有锐器防护装置的安全器械，如自毁式注射器、密闭式防针刺伤型留置针、针尖回缩式一次性输液器，尽可能隔绝医务人员与锐器的接触。

3.2　锐器伤防护安全器械的选用

3.2.1　在选择安全器械过程中，临床医护人员应积极参与。

3.2.2　选择的器械应能够最大限度地杜绝或减少锐器伤的发生，满足临床职业防护的需求。

3.2.3　应通过信息收集、产品试用评估、临床使用跟踪、年度评估以确保所选产品达

到最大限度降低锐器伤的发生。

3.2.4　选择安全器械的同时，应加强安全教育和安全器械的使用培训。

3.2.5　医院应建立健全锐器伤上报登记制度，记录由锐器所导致的医务人员伤害。记录应保护受伤医务人员的隐私权；记录内容至少要包括以下几种：

3.2.5.1　导致伤害的锐器种类及品牌；

3.2.5.2　锐器伤发生的部门或场所；

3.2.5.3　锐器伤发生的原因分析。

3.2.6　每年应对使用的安全器械进行评估。评估内容包括以下几种：

3.2.6.1　是否有效杜绝或减少了血源性传播疾病的职业暴露；

3.2.6.2　年度安全器械的支出及效益分析，更有效、更经济地杜绝或尽可能减少职业暴露的发生。

4　参考资料

4.1　《血源性病原体职业接触防护导则》GBZ/T 213—2008

4.2　《医院感染管理文件汇编（1986—2015）》. 北京：人民卫生出版社，2015：214-223

二十三、个人防护装备（PPE）穿脱次序标准操作规程

1　目的

为降低职业暴露感染概率，规范相关防控管理工作。

2　通用范围

适用于全院各临床科室。

3　内容

3.1　个人防护设备（personal protective equipment，PPE）穿着顺序

3.1.1　穿着有普通隔离衣的PPE顺序（在病房外，如有缓冲间应在缓冲内完成）

3.1.1.1　手部卫生（此时人员可穿着白大衣）；

3.1.1.2　戴口罩；

3.1.1.3　戴一次性帽子；

3.1.1.4　穿普通隔离衣（后开口隔离衣）；

3.1.1.5　穿鞋套（接触隔离可省略该步骤）；

3.1.1.6　戴护目镜（防护面罩）（接触隔离可省略该步骤）；

3.1.1.7　戴手套（压住袖口）。

3.1.2　穿着有防护服（连体衣）的PPE顺序（在病房外，如有缓冲间应在缓冲间内完成）

3.1.2.1　手部卫生（此时人员可穿着白大衣）；

3.1.2.2　戴口罩；

3.1.2.3　戴一次性帽子（接触隔离可省略该步骤）；

3.1.2.4　穿防护服：脱卸自己的鞋，穿着连体防护服裤子，穿着长筒套鞋，穿着连体防护服袖子，戴上连体防护帽子，拉上拉链；

3.1.2.5　戴护目镜（防护面罩）（接触隔离可省略该步骤）；

3.1.2.6　戴手套（压住袖口）。

3.2　PPE脱卸顺序

3.2.1　脱卸有普通隔离衣的PPE顺序

3.2.1.1　拿住护目镜（防护面罩）的前部，摘除护目镜（防护面罩）（在病房外，如有缓冲间应在缓冲间内完成）；

3.2.1.2　脱卸手套；

3.2.1.3　手部卫生（洗手为主）；

3.2.1.4　脱卸隔离衣（解开背带，双手胸前交叉反脱隔离衣，将外层包裹在内）；

3.2.1.5　脱卸帽子（示指伸入帽子内，摘除帽子）；

3.2.1.6　脱卸鞋套；

3.2.1.7　手部卫生（洗手为主）；

3.2.1.8　脱卸口罩（此步骤在病房或缓冲间外完成）；

3.2.1.9　手部卫生（可先洗手，再含醇手消毒剂擦手）。

3.2.2　脱卸有防护服（连体衣）的PPE顺序

3.2.2.1　拿住护目镜（防护面罩）的前部，摘除护目镜（防护面罩）（在病房外，如有缓冲间应在缓冲间内完成）；

3.2.2.2　解开拉链；

3.2.2.3　脱卸手套；

3.2.2.4　手部卫生（洗手为主）；

3.2.2.5 脱卸防护服：脱卸连体服帽子（手指伸入帽子内完成），脱卸连体服袖子（慢慢翻转连体服内层，将外层包裹在内），脱卸连体服裤子，脱卸套鞋，脚穿入自己的鞋内；

3.2.2.6 手部卫生（洗手为主）；

3.2.2.7 脱卸帽子（抓住帽子的顶部，摘除帽子）；

3.2.2.8 脱卸口罩（此步骤在病房或缓冲间外完成）；

3.2.2.9 手部卫生（可先洗手，再含醇手消毒剂擦手）。

3.3 注意事项

3.3.1 口罩是医务人员预防空气传播、飞沫传播等疾病中最重要的PPE，应切记口罩始终是第一个穿戴，最后一个脱卸的PPE。口罩应在认为自己已处于安全的地方脱卸。

3.3.2 PPE脱卸应切记动作轻柔、熟练；防止污染自身与环境物体表面；严禁无个人防护的人员在场。

3.3.3 脱卸的PPE，应根据是否回收复用，分类分容器（污物袋）收集。

3.3.4 相关人员应进行PPE正确选用与穿脱顺序的岗前培训。

4 参考资料

4.1 《血源性病原体职业接触防护导则》GBZ/T 213—2008

4.2 医院感染管理文件汇编（1986—2015）. 北京：人民卫生出版社，2015：214-237

二十四、生物防护与安全管理操作规程

1 目的

预防PCR实验室中存在的各种可能对实验人员及实验室环境造成的污染，保护工作人员和工作环境。

2 通用范围

PCR实验室生物防护管理。

3　内容

3.1　职责

3.1.1　由PCR实验室制定程序文件，专业技术人员负责执行，实验室负责人或科室主任负责监督实施，所有工作人员必须在实验工作中严格遵守本程序各项措施规定。

3.2　程序

3.2.1　感染途径

3.2.1.1　空气传播：如气溶胶等。

3.2.1.2　直接接种：工作中偶然的针刺、碎玻璃划伤直接引起感染。

3.2.1.3　皮肤、黏膜接触：临床标本中的感染源通过破损皮肤，黏膜接触造成感染。

3.2.2　预防措施

3.2.2.1　外来人员未经许可不得入内。

3.2.2.2　实验室技术人员需熟悉生物安全操作知识和消毒技术。

3.2.2.3　所有技术人员在工作中必须严格遵守各项操作规程；在接触标本和实验操作过程中，技术人员必须穿工作服，戴手套、口罩。在对传染性标本操作时，须在生物安全柜内进行。

3.2.2.4　不要用戴手套的手触摸暴露的皮肤、口唇、眼睛、耳朵和头发等。

3.2.2.5　不得在实验工作区内吃、喝、抽烟，以及装卸角膜接触镜（隐形眼镜）和上妆。实验室用品不得用于其他用途，不可将私人和无关物品带入实验室。

3.2.2.6　来自所有患者的血液和体液标本都应被认为具有传染性。标本采集、运送过程中，应保持容器完好无泄漏。工作桌面或地面一旦被标本污染，应及时用有效氯浓度为2000mg/L的消毒液清洁桌面及地面。

3.2.2.7　实验过程中在使用针具等锐器时，尽量小心防止受伤。若被锐器刺破，应立即脱下手套，尽量挤压伤处，使血流出，然后用碘酒、乙醇消毒。

3.2.2.8　在实验过程中，检测标本或试剂不慎溅入眼内应立即用洗眼器冲洗。

3.2.2.9　在实验过程中，如不慎遇阳性标本污染，应立即用清水冲洗，必要时接种疫苗，并在随后的3～6个月进行相关项目的监测。暴露事件应及时告知科室主任。

3.2.2.10　实验完毕后，实验台面用有效氯浓度为2000mg/L的消毒液消毒，所用过的仪器、设备等用75%乙醇进行消毒，生物安全柜玻璃窗用清水擦洗，填写《实验室消毒记录表》。

3.2.2.11　实验废弃物（如吸头、离心管等）是非生物降解材料，不可随意丢弃，应浸泡于有效氯浓度为2000mg/L的消毒液中2小时以上后装入专用垃圾袋封好袋口，置于指定地点统一处理。

3.2.2.12　每天工作结束后每区应开紫外灯照射60分钟，如有需要可延长照射时间。

4　参考资料

4.1　《实验室生物安全手册》〔2016〕

 二十五、实验室污染后的处理操作规程

1　目的

找出PCR实验室存在的污染源，并制定对应的消毒策略，保证实验室的正常运行，得到准确的实验结果。

2　通用范围

影响检测的试剂和环境。

3　内容

3.1　职责

3.1.1　追踪造成污染的原因，采取补救措施，尽量保证检测结果的及时、准确。

3.2　工作流程

感染途径追踪污染原因：当实验室产生污染后，首先考虑的是试剂污染或气溶胶污染。

3.2.1　试剂

3.2.1.1　厂家的试剂盒一般都含有阴、阳性对照，若阴性出现阳性的结果，更换新批次的试剂进行检测，若新批次试剂盒的阴性对照检测结果为阴性，则说明是原批次试剂污染。若新批次试剂盒的阴性对照的检测结果仍为阳性，则将两个批次的试剂同时拿到其他正规的PCR实验室检测，若阴性对照为阴性，则说明不是试剂污染。应该考虑气溶胶污染。

3.2.2 气溶胶污染

在试剂准备区（A和A1）、标本制备区（B和B1）和核酸扩增区（C和C1）各设置两个阴性对照和标本同时上机，阴性对照A、B、C是从试剂盒拿出后，打开盖子在空气中静置10分钟后扩增，阴性对照A1、B1、C1是从试剂盒拿出后，不开盖，直接扩增。

3.2.2.1 若A、B、C和标本全部为阳性，而A1、B1和C1为阴性，则说明是三个区都污染。

3.2.2.2 若B、C和标本全部为阳性，而A、A1、B1和C1为阴性，则说明是标本制备区和核酸扩增区污染。

3.2.2.3 若B和标本全部为阳性，而A、C、A1、B1和C1为阴性，则说明是标本制备区污染。

3.2.2.4 若C和标本全部为阳性，而A、B、A1、B1和C1为阴性，则说明是核酸扩增区污染。

3.2.2.5 若A标本全部为阳性，而B、C、A1、B1和C1为阴性，则说明是试剂准备区污染。

3.2.2.6 若A和C标本全部为阳性，而B、A1、B1、C1为阴性，则说明是试剂准备区和核酸扩增区污染。

3.2.2.7 若A和B标本全部为阳性，而C、A1、B1和C1为阴性，则说明是试剂准备区和标本制备区污染。

3.2.3 污染的处理

3.2.3.1 首先停止实验，进行污染整治，将临床标本外送。

3.2.3.2 用75%乙醇和含氯500mg/L的消毒液擦拭实验台等所有工作台面和所有仪器表面，并用含氯500mg/L的消毒液拖地。

3.2.3.3 打开实验室所有的紫外灯进行消毒，包括传递窗、安全柜、固定的紫外灯和移动的紫外灯等。

3.2.3.4 打开通风系统进行通风。

3.2.3.5 消毒一天后重复4.1.2的操作，直到A、B、C、A1、B1和C1全为阴性下才能开展实验。

3.2.4 预防

3.2.4.1 PCR实验室要以预防污染为主。严格管理PCR实验室，严格按照标准操作程序、作业指导书操作，防止实验室污染。

4 参考资料

4.1 《实验室生物安全手册》〔2016〕

二十六、实验室应急处理程序

1 目的

当发生意外事件时能正确进行应对，保证临床基因诊断检验结果的准确可靠，同时保证操作人员生物安全。

2 通用范围

临床基因扩增检验实验室全过程。

3 内容

3.1 职责

3.1.1 实验室工作人员严格执行此程序。

3.2 本SOP变动程序

本标准操作程序（standard operating procedure，SOP）的改动，可由任何一名使用本SOP的工作人员提出，并报经下述人员审核批准签字：实验室负责人、医学检验实验负责人。

3.3 具体内容

3.3.1 离心管爆盖

3.3.1.1 当发生离心管爆盖时，应立即从相应的离心管架、离心机或水浴箱、干式恒温器中取出爆盖的离心管。

3.3.1.2 对可能发生的液体飞溅按本程序5.2进行处理。

3.3.1.3 将未完成测定的标本放入所在实验区的冰箱内暂时冷藏。

3.3.1.4 同时应对可能受污染的工作台面、离心管架等按照相关标准操作程序进行严格的清洁消毒处理。

3.3.1.5 对离心机、荧光定量PCR仪等可能受污染仪器分别按照相关标准操作程序进行清洁消毒处理。

3.3.1.6 同时对该份标本重新进行模板提取实验。

3.3.1.7　从冰箱中取出其他未完成测定的标本，一并进行后续实验。

3.3.1.8　若出现可能影响整个实验检验结果情况时，要全部重新实验。

3.3.1.9　对所发生的离心管爆盖的原因、处理步骤、处理结果要记录在案，同时在《意外事故记录表》进行记录。

3.3.1.10　更换一次性手套。

3.3.1.11　按相关标准操作程序分别对受污染的离心机或荧光定量PCR仪进行严格的清洁处理，并记录在案。

3.3.2　液体飞溅

3.3.2.1　当处理标本时发生液体飞溅时，应暂停实验。

3.3.2.2　用吸水纸覆盖吸附液体泄漏物，另喷洒2000mg/L的含氯消毒剂在污染处作用30分钟后，将污染物清理到废物桶中，再用75%乙醇擦拭污染处，必要时可紫外照射30分钟以上。

3.3.2.3　更换一次性手套。

3.3.2.4　所处理的标本重新进行实验。

3.3.2.5　若可能存在严重的交叉污染时，应对整个实验室进行清洁消毒处理后，重新进行临床基因扩增实验。

3.3.2.6　评估其对所进行的实验结果可能产生的影响，并记录在案，同时在《意外事故记录表》上进行记录。

3.3.3　加样器受污染

3.3.3.1　当在标本制备区Ⅰ实验过程中发生加样器受液体污染时，首先暂停实验。

3.3.3.2　将受污染的加样器放入一塑料袋中，待实验完成后进行高压消毒。

3.3.3.3　使用备用加样器继续进行实验。

3.3.3.4　对所发生的加样器受污染的原因、处理步骤、处理结果进行详细记录，同时在《意外事故记录表》上进行记录。

3.3.4　离心机故障

3.3.4.1　若在标本制备区Ⅰ实验过程中易发生离心机故障情况，应立即关上仪器的电源开关。

3.3.4.2　取出所有未完成测定的标本的离心管，放入标本制备区Ⅰ的冰箱内冷藏。

3.3.4.3　普通高速离心机按标准操作程序迅速排除一般故障。

3.3.4.4　在不违反相关标准操作程序的前提下，取出冰箱内暂存的标本，可继续进行后续实验。

3.3.4.5　若离心机排障时间过长或暂时不能排除，应重新进行相关实验。

3.3.4.6　对所发生的离心机故障的处理步骤、处理结果进行详细记录，同时在抱怨记录本上进行记录。

3.3.5　荧光定量PCR仪故障

3.3.5.1　当荧光定量PCR仪故障时，首先暂停实验，从仪器上取出所有未完成测定的标本的离心管，放入标本制备区Ⅰ的冰箱内冷藏。

3.3.5.2　按荧光定量PCR仪标准操作程序迅速排除一般故障。否则，让生产厂家来维修。

3.3.5.3　在不违反相关标准操作程序的前提下，取出冰箱内暂存的标本，可继续进行后续实验。

3.3.5.4　若荧光定量PCR仪排障时间过长或暂时不能排除，应重新进行相关实验。

3.3.5.5　对所发生荧光定量PCR仪故障的原因、处理步骤、处理结果进行详细记录，《意外事故记录表》等处理报告表。

3.3.6　停电

3.3.6.1　若实验过程中易发生停电情况，应立即关上相关仪器的电源开关。

3.3.6.2　将未完成测定的标本放入所在实验区的冰箱内冷藏。

3.3.6.3　若短时间来电，在不违反相关标准操作程序的前提下，可取出继续进行后续实验。否则应重新进行临床基因扩增检验。

3.3.6.4　对所发生停电故障的原因，处理步骤、处理结果进行详细记录在《意外事故记录表》等处理报告表。

3.3.7　实验必需物品遗忘在实验室前区

3.3.7.1　当发生实验必需物品遗忘在实验室前区时，实验人员切不可回到前区去取物品。

3.3.7.2　用移动电话通知当日未参加实验的工作人员，严格按照实验室的工作规范进入物品所在的实验区取出物品，送到相应的实验后区中。

3.3.7.3　取物者应按照实验室单一流向的规定离开实验室，当日不允许再次进入实验室。

3.3.8　标本污染皮肤

3.3.8.1　标本污染皮肤和眼睛：在实验过程中，如手或其他部位的皮肤沾上临床标本应立即用洗手液和流动水清洗污染的皮肤，消毒液如75%乙醇或0.5%碘伏进行消毒。血液、血浆或试剂不慎溅入眼内应立即用洗眼器清洗或流动水冲洗眼部，并视情况进行医学观察和预防性治疗及必要的预防接种。处理完毕，应详细填写《意外事故记录表》。

3.3.8.2　如有伤口：应在伤口旁端轻轻挤压，尽可能挤出损伤处的血液，再用洗手液和流动水进行冲洗。禁止进行伤口的局部挤压。受伤部位的伤口冲洗后，用消毒液如75%乙醇或0.5%碘伏进行消毒，并包扎伤口，必要时进行预防补救措施并详细填写《意外事故记录表》。

4　参考资料

4.1　《实验室生物安全手册》〔2016〕

二十七、微生物标本运送标准操作规程

1　目的

规范医务人员微生物标本运送。

2　通用范围

适用于全院临床科室。

3　内容

3.1　运送人员与交通工具

3.1.1　运送人员和交通工具严格掌握留置导尿管的适应证，尽量避免不必要的留置导尿；

3.1.2　微生物标本应包装完整，由经过培训的专人运送，严禁运送途中擅自打开包装；

3.1.3　可以步行、自行车或专车等方式运送，严禁使用任何公共交通工具规范手卫生和戴手套的程序。

3.2　运送容器

3.2.1　标本运送时应防止标本外溢、蒸发和污染。必须使用指定的采样管，加盖密封后放入指定的、有盖的、符合生物安全标准的标本运送箱。

3.2.2　标本运送箱必须有生物危险标志。运送高致病性标本时必须加锁。

3.3　运送温度

3.3.1　应注意温度控制，如奈瑟菌检测标本应置于25～35℃环境运输，不可冷藏和冰冻。病毒检测标本一般都需要冷藏和冰冻。

3.4　运输过程中出现感染性物质溢出时的处理

3.4.1　立即洗手（必要时洗眼和全身冲淋），戴好手套和其他防护用品。

3.4.2　用布或纸巾覆盖溢出物。

3.4.3　向布或纸巾上倾倒消毒剂（可用含氯消毒剂或聚维酮碘），包括周围区域。

3.4.4　倾倒消毒剂时，从溢出区域的外围开始，向溢出区域的中心有序进行。

3.4.5　消毒剂作用约30分钟后，清除这些物质。如果现场有碎玻璃或其他锐器，则用簸箕或硬质纸板收集并将其存放于防刺穿容器内以待处理。

3.4.6　消毒完成后，向主管机构通报事件，并说明已经完成现场污染清除工作。

3.5　标本送出、交接及签收

3.5.1　医务人员将标本交给运送人员，运送人员将标本送到微生物实验室，交予检验人员，交接时均应认真核对，包括核对标本来源、标本属性、检查项目、标本采集和运送是否合乎要求等，有签收记录（可用条码扫描系统）。

4　参考资料

4.1　《病原微生物实验室生物安全管理条例》. 国务院令（第424号）〔2004〕

4.2　《实验室生物安全手册（第3版）》〔2004〕

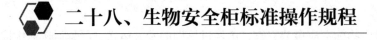

二十八、生物安全柜标准操作规程

1　目的

规范生物安全柜使用。

2　通用范围

适用于检验科、病理科。

3　内容

3.1　通用范围

3.1.1　原代细胞培养物操作。

3.1.2　细菌涂片、接（转）种培养物。

3.1.3　产生气溶胶的操作（如血标本离心后的脱帽等）。

3.1.4 挥发性或放射性的有毒物（化学）品操作。

3.2 安置要求

3.2.1 生物安全柜应放在远离活动及可能有干扰气流的地方。

3.2.2 应尽量在安全柜的后侧及两侧留下30cm的空间，便于维护作业。

3.2.3 柜子上方则留下30～35cm的高度。

3.3 操作步骤

3.3.1 开启电源和内外风扇。

3.3.2 在机器预热时将所有必需的物品置于安全柜内。

3.3.3 准备一块浸有75%乙醇的纱布。

3.3.4 开始工作前及完成工作后，让安全柜工作5分钟来完成"净化"过程。

3.3.5 手和双臂伸入生物安全柜中等待大约1分钟，使安全柜调整完毕才开始进行物品处理。

3.3.6 接种环应用电子加热器灭菌，而不应使用明火。

3.3.7 在实验结束时，生物安全柜内所有物品都应清除表面污染，标本和培养基移出安全柜。

3.3.8 每天实验结束时，用75%乙醇擦拭工作台面、四壁及玻璃的内外侧等部位来清除污染。

3.3.9 有标本溢出等污染时，用含氯消毒剂等进行消毒，然后用水再次进行擦拭。

3.4 注意事项

3.4.1 每次开始实验之前将所需物品置于安全柜内，以尽可能减少双臂进出次数。

3.4.2 双臂应该垂直地缓慢进出前面的开口。

3.4.3 尽量减少操作者身后的人员活动。

3.4.4 生物安全柜在使用中不能打开玻璃观察挡板。

3.4.5 在生物安全柜内操作时，不能进行文字工作。

3.4.6 生物安全柜前面的进气格栅不能被纸、仪器设备或其他物品阻挡。

3.4.7 所有物品应尽可能地放在靠近工作台后缘的位置，但不阻挡后部格栅。

3.4.8 可产生气溶胶的设备（如混匀器、离心机等）应靠近安全柜的后部放置。

3.4.9 生物危害性废弃物袋放在安全柜内右侧，袋中放入含氯消毒剂等。

3.4.10 房中有人时要关闭紫外灯，以保护眼睛和皮肤，避免因不慎暴露而造成伤害。

3.4.11 安全柜一直维持运行状态（8小时工作期间），不能反复开关。

3.4.12 当气流警报响起时，立刻停止工作，并报告生物安全负责人。

4　参考资料

4.1　《临床微生物检验标准化操作》. 上海科学技术出版社〔2009〕

4.2　《实验室生物安全手册（第3版）》〔2004〕

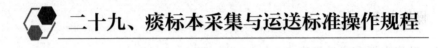

二十九、痰标本采集与运送标准操作规程

1　目的

规范医务人员采集与运送痰标本。

2　通用范围

适用于全院临床科室。

3　内容

3.1　采集目的

3.1.1　一般可用于普通细菌、分枝杆菌、真菌和军团菌的涂片或培养检测，经气管穿刺吸引物可用于厌氧菌的检测。

3.2　一般原则

3.2.1　采集标本的最佳时机应在使用抗菌药物之前。

3.2.2　宜采集清晨第二口痰液。

3.2.3　对于普通细菌性肺炎，痰标本送检每天1次，连续2～3天。不建议24小时内多次采样送检，除非痰液外观性状出现改变。

3.2.4　怀疑分枝杆菌感染者，应连续收集3天清晨痰液送检。

3.3　采集方法

3.3.1　自然咳痰法与雾化导痰法

3.3.1.1　用物准备：无菌容器（盒）、生理盐水（250mL或500mL）、化验单。

3.3.1.2　核对患者床号、姓名、住院号等。

3.3.1.3　无痰或痰量极少者可用3%～5%氯化钠溶液5mL雾化吸入约5分钟后留取痰液。

3.3.1.4　如有可能，应在医护人员直视下，留取清晨第二口痰。嘱患者留取前摘去牙托，清洁口腔，如刷牙后反复用生理盐水漱口；深吸气后用力自气管深部咳出痰液，置无菌容器内。应尽可能防止唾液及鼻咽部分泌物混入样品，不应用纸巾包裹痰液。

3.3.2　支气管镜法

3.3.2.1　鼻或口腔插入支气管镜。常用采集方法有经支气管镜吸引、支气管肺泡灌洗、防污染毛刷采样或防污染支气管肺泡灌洗等。

3.3.3　经人工气道吸引法

用物准备：负压吸引器、生理盐水、一次性吸痰管、无菌手套、无菌容器（试管）、化验单。

3.3.3.1　核对患者床号、姓名等。

3.3.3.2　将患者头部转向操作者一侧。

3.3.3.3　进行手卫生后将一次性吸痰管末端拆开，连接吸引器，调节吸引器至适宜负压（成人：40.0～53.3kPa；小儿：<40.0kPa）。

3.3.3.4　将一次性吸痰管外包装去除，戴手套持吸痰管试吸生理盐水，检查管道是否通畅。

3.3.3.5　折叠一次性吸痰管末端，插入口腔/鼻腔/人工气道至适宜深度，放开吸痰管末端，轻柔、灵活、迅速地左右旋转上提吸痰管吸痰。见吸痰管内有痰液吸出，即折叠一次性吸痰管退出，将一次性吸痰管与吸引器分离（使用人工呼吸机者，1次吸痰时间不超过15s，吸痰前后需吸入高浓度氧气1～2分钟）。

3.3.3.6　将痰液注入无菌容器（试管）内，如痰液黏稠，可用一次性针筒向吸痰管末端注入少量生理盐水，将痰液冲入无菌容器（试管）内。

3.4　运送和保存

3.4.1　应在2小时之内送至实验室，否则应4℃冷藏，但放置时间不可超过24小时。

4　参考资料

4.1　《医院感染预防与控制临床实践指引（2013年）》

三十、血培养标本采集、运送与报告标准操作规程

1　目的

规范血培养标本的采集、运送与报告。

2　通用范围

适用于全院临床科室。

3　内容

3.1　血培养指征

3.1.1　患者出现寒战，体温超过38℃或低体温，怀疑血流感染时，尤其存在以下情况时，应抽血做细菌和真菌培养：医院内肺炎；留置中心静脉导管超过72小时；感染性心内膜炎；骨髓炎；有严重基础疾病、免疫缺陷伴全身感染症状；临床医生怀疑有血流感染可能的其他情况。

3.2　采血时机

3.2.1　一旦怀疑有血流感染可能，应立即采血进行血培养，最好在抗菌治疗前或停用抗菌药物24小时后，以寒战、发热时采集为宜。

3.3　采血流程

3.3.1　消毒

3.3.2　培养瓶消毒程序：用消毒液消毒培养瓶橡皮塞，待干燥后使用。

3.3.3　皮肤消毒程序：用消毒液从穿刺点向外画圈消毒，至消毒区域直径达5cm以上，待消毒液挥发干燥后（常需30s以上）穿刺采血。

3.4　静脉穿刺和培养瓶接种

3.4.1　成人用采血针无菌穿刺成功后，采用负压血培养瓶，将血从患者静脉直接吸入血培养瓶，先注入厌氧培养瓶，避免注入空气，然后注入需氧培养瓶。

3.5 注意事项

3.5.1　检验单需要注明抗菌药物使用情况、血液采集时间和部位、临床诊断等患者信息。

3.5.2　采血部位通常为肘静脉，疑为细菌性心内膜炎时以肘动脉或股动脉采血为宜，切忌在静滴抗菌药物的静脉处采血。除非怀疑存在导管相关的血流感染，否则不应从留置静脉或动脉导管取血，因为导管易被皮肤正常菌群污染。

3.5.3　采血次数：对于成年患者，应该同时分别在两个部位采集血标本，在两个不同部位分离到同样菌种才能确定是病原菌。

3.5.4　细菌性心内膜炎：在24小时内取血3次，每次间隔不少于30分钟；必要时次日再做血培养2次。

3.5.5　采血量：以培养基与血液之比10∶1为宜，以稀释血液中的抗菌药物、抗体等杀菌物质。采血量过少会明显降低阳性率。成人每次每培养瓶采血8～10mL，婴幼儿每次每培养瓶采血2mL。

3.6 运送要求

3.6.1　所有标本采集后都应立即送往实验室，最好在2小时内。如果不能及时送检，宜置于室温环境。血培养瓶送到检验科放入培养箱前，不应暂存于冰箱内。

3.6.2　送检标本应正确粘贴条形码，注明采样时间和送检时间。

3.6.3　安全防护：放标本的容器必须防漏，禁止将渗漏的标本送往实验室。

3.7 报告要求

3.7.1　紧急口头（电话）报告。

3.7.2　血培养出现阳性报警时，立即进行革兰氏染色、镜检，并在最短时间内将结果向临床主管医生进行紧急口头（电话）报告。口头报告应包含以下内容，并记录在案。

3.7.2.1　报告者全名（或工号）。

3.7.2.2　报告的时间。

3.7.2.3　所联系医生的全名（或工号）。

3.7.2.4　报告镜检结果并强调其紧急价值。

3.7.2.5　确认临床医生收到报告并复述结果。

3.7.2.6　最终结果（书面）报告。

3.7.2.7　无菌生长（培养5天无须氧菌和厌氧菌生长）。

3.7.2.8　阳性培养结果（最终鉴定结果、最终药敏结果）。

3.8 其他报告和记录

3.8.1 标本被拒收时，需要即刻通知临床立即重新采血，并记录在案。

3.8.2 最终结果与紧急口头报告结果不符，需要变更时，需要立即通知临床，同时必须在书面报告上提供正确的结果，注明变更的内容。

3.8.3 其他需临床注意的事项的记录，如采血量不足、标本转运时间过长、标本采集份数不够等。

4 参考资料

4.1 《医院感染预防与控制临床实践指引（2013年）》

三十一、尿液标本采集和运送标准操作规程

1 目的

规范医务人员采集和运送尿液标本。

2 通用范围

适用于全院临床科室。

3 内容

3.1 采集时机

3.1.1 以抗菌药物使用之前的清晨第1次中段尿为宜。注意避免采集消毒剂污染的标本。

3.2 采集方法

3.2.1 清洁中段尿

3.2.1.1 女性

采样前用肥皂水或0.1%的高锰酸钾溶液等冲洗外阴，用手指分开阴唇，弃其前段尿，不终止排尿，留取中段尿10～20mL于无菌容器内。

3.2.1.2　男性

采样前用肥皂水或0.05%～0.1%的聚维酮碘（碘伏）溶液等消毒液清洗尿道口，擦干后上翻包皮，弃其前段尿，不终止排尿，留取中段尿10～20mL于无菌容器。

3.3　耻骨上膀胱穿刺

3.3.1　主要用于厌氧菌培养或留取标本困难的婴儿、脊柱损伤患者的尿液采集。先用0.25%的聚维酮碘溶液等消毒液消毒穿刺部位皮肤，然后使用无菌注射器直接从耻骨联合与脐连线上高于耻骨联合2cm处刺入膀胱吸取尿液10～20mL于无菌容器内。

3.4　导尿管尿

3.4.1　直接导尿法

使用0.05%～0.1%的聚维酮碘溶液等消毒剂消毒会阴局部，用导尿管直接经尿道插入膀胱，先弃其前段尿液约15mL，再留取中段尿液10～20mL于无菌容器内。

3.4.2　留置导尿管法

医院内尿路感染中，临床最常用此法。采集前先夹住导尿管，采集时则松管弃其前段尿液，使用0.25%～0.5%的聚维酮碘溶液等消毒剂消毒导尿管的采样部位，使用无菌注射器斜刺入导尿管（从采样口或靠近尿道的导尿管管壁）抽取10～20mL尿液于无菌容器内。

3.5　小儿收集包

3.5.1　对于无自控能力的小儿可应用收集包采集尿液，这种装置由于很难避免会阴部菌群污染产生假阳性，所以只有在检验结果为阴性时才有意义。如果检验结果为阳性，应结合临床进行分析，必要时可使用耻骨上膀胱穿刺或导尿法留取尿液进行复检。

3.6　标本运送

3.6.1　标本采集后应及时送检并接种。

3.6.2　室温下保存时间不应超过2小时（夏季保存时间应适当缩短或冷藏保存）。如果不能及时运送或接种，应于4℃冷藏，但保存时间也不应超过8小时。

3.6.3　冷藏保存不得用于淋病奈瑟菌培养标本检查。

3.7　注意事项

3.7.1　不应从集尿袋中采集尿液。

3.7.2　尿液中不应加防腐剂或消毒剂。

3.7.3　若尿液培养前患者曾使用抗菌药物，应反复多次送检。

3.7.4　多次采集或24小时尿不应用于尿液培养。

3.7.5　除非进行流行病学调查，不应对长期留置导尿管患者常规进行尿液培养。

3.7.6　培养结果应结合临床表现、菌落计数以及微生物种类等，进行综合判断。

4　参考资料

4.1　《医院感染预防与控制临床实践指引（2013年）》

三十二、手术部位感染标本采集及运送标准操作规程

1　目的

规范医务人员采集与运送手术部位感染标本。

2　通用范围

适用于全院临床科室。

3　内容

3.1　一般原则

3.1.1　在抗菌药物使用前，且仅在有临床感染症状或伤口恶化或长期不愈合时采集标本。

3.1.2　皮肤或黏膜表面的清洁

3.1.2.1　闭合伤口和穿刺物标本

消毒方法同血培养标本的皮肤消毒（见《血培养标本采集和运送标准操作规程》）。

3.1.2.2　开放伤口

无菌生理盐水充分冲洗伤口部位。不可以使用消毒剂。

3.1.3　采集新鲜的感染组织，避免采集浅表的组织碎屑。

3.1.4　若可以采集穿刺物或活检标本，应避免拭子标本。

3.2　容器

3.2.1　较大的标本

含有少量生理盐水的带螺纹的无菌塑料容器。

3.2.2 标本较小或拭子标本

MW&E TRANSWAB运输培养基，适用于需氧和厌氧菌。

3.3 采集方法

3.3.1 封闭性脓肿

3.3.1.1 注射器穿刺抽取脓液。

3.3.1.2 若无法抽到脓液，应先皮下注射少量无菌生理盐水，再次穿刺抽吸脓液；若脓液过多，应先切开引流，在基底部或脓肿壁采集标本。脓液的量以大于1mL为宜。

3.3.1.3 排除注射器内部及针头的气体，用无菌橡皮塞封闭针头送检；或直接打入血培养瓶中。疑为厌氧菌，应迅速将脓液打入厌氧血培养瓶中。

3.4 组织和活检标本

3.4.1 采集足够大的组织，体积以1mm为宜，避免在坏死区域采集。

3.4.2 将小块的组织放在运输培养基内；较大的放在无菌容器中，并加入少量无菌生理盐水。

3.5 开放伤口

3.5.1 无菌生理盐水彻底冲洗浅表部位，去除表面的渗出物和碎屑。

3.5.2 用拭子深入伤口的基底部或伤口—正常组织边缘部采集两个标本，分别用于培养和革兰氏染色。

3.6 标本的标识

3.6.1 填写患者信息、标本类型（深部组织、表浅组织、脓肿和穿刺物等）、标本的来源（腹腔、腿和上臂等），记录标本采集的日期和时间及是否在使用抗菌药物前采集，选择检查项目（需氧培养或厌氧培养）。

3.7 标本的送检

3.7.1 为了更好地分离病原菌，标本应在采集后的30分钟内送到实验室。送检时应保持标本的湿润（尽量采用运输培养基，组织可以放在生理盐水中）。在送检前或运送过程中，禁止将标本存放于冰箱。若不能及时送检，运输培养基中标本应室温保存，但最长不可超过24小时。

4 参考资料

4.1 《医院感染预防与控制临床实践指引（2013年）》

三十三、细菌耐药监测标准操作规程

1 目的

规范细菌耐药监测标准操作。

2 通用范围

适用于全院临床科室。

3 内容

3.1 对临床微生物实验室的要求

3.1.1 二级以上的医疗机构应建立合格的临床微生物实验室，应根据临床需要，规范地进行病原学检查和药敏试验，提高细菌分离培养的阳性率、鉴定和药敏试验的准确率，及时向临床发回报告。

3.1.2 微生物实验室应保留临床分离细菌对抗菌药物敏感性试验的结果，定期进行统计分析，并将分析的结果及时反馈给管理部门和临床科室。

3.1.3 被指定的医院要积极参加所在地区和全国的耐药监测网，为当地和全国的细菌耐药监测作出贡献。

3.2 对临床科室的要求

3.2.1 要提高病原学标本的送检率，要求临床医生在感染性疾病诊断和治疗过程中，在使用抗菌药物之前，及时从感染部位特别是无菌部位采集合格的样本做病原学检查及药敏试验。

3.2.2 临床各科室收到病原学检查结果后，要根据药敏试验结果，合理选用或调整抗菌药物。

3.2.3 临床各科室要关注本地区、本医院和本科室的细菌耐药监测结果，并根据细菌耐药监测的总结分析报告，合理使用抗菌药物。

3.3 对管理部门的要求

3.3.1 临床微生物实验室应当至少每半年向全院公布1次临床常见分离细菌株及其药敏情况，包括全院和重点部门多重药菌的检出变化情况和感染趋势等。

3.3.2 医院感染管理部门（或委托临床微生物实验室）负责对病原学检查及细菌耐药监测结果进行统计，每季度进行1次细菌耐药性的综合分析并在内网公布。

3.3.3 医院感染管理部门（或委托临床微生物实验室）每年要将主要目标细菌对抗菌药物的敏感、耐药情况作年度总结分析，必要时将细菌耐药情况与抗菌药物使用情况进行关联分析，在全院通报总结分析结果。

3.3.4 医院药事管理委员会和抗菌药物合理应用领导小组根据细菌耐药监测情况责成药剂科对相关抗菌药物品种进行重点监控，必要时对医院用药情况进行干预和调整（如停用某些耐药性高的药物），保证患者用药安全、有效、经济。

4 参考资料

4.1 国家卫生健康委办公厅，国家中医药管理局办公室，解放军总后勤部卫生部药品器材局，关于印发《抗菌药物临床应用指导原则（2015年版）》的通知（国卫办医发〔2015〕43号）［S］. 2015

4.2 国家卫生健康委办公厅关于持续做好抗菌药物临床应用管理工作的通知（国卫办医发〔2020〕8号）［S］. 2020

4.3 关于印发《多重耐药菌医院感染预防与控制技术指南（试行）》的通知（卫办医政发〔2011〕5号）. 2011

三十四、围手术期预防性抗菌药物应用标准操作规程

1 目的

规范围手术期预防性抗菌药物应用标准。

2 通用范围

适用于全院临床科室。

3 内容

3.1 预防性使用抗菌药物的指征

3.1.1 具有发生手术部位感染（surgical site infection，SSI）的高危因素的手术：手术时间延长和术前美国麻醉医师学会（American Society of Anesthesiologists，ASA）评分＞2分的手术。

3.1.2 容易发生SSI的高危手术：清洁-污染（Ⅱ类）手术及部分污染（Ⅲ类）手术，包括上下呼吸道、上下消化道、泌尿生殖道手术，或经以上器官的手术，如经口咽部大手术、经阴道子宫切除术、经直肠前列腺手术，以及开放性骨折或创伤手术。

3.1.3 感染后果严重的清洁手术：心脏、血管、开颅和门静脉高压症手术以及使用人工材料或人工装置的清洁（Ⅰ类）手术。

3.1.4 污秽-感染（Ⅳ类）手术：属治疗性应用。

3.2 预防性应用抗菌药物的品种选择

选择的抗菌药物应覆盖常见病原菌，应注意不同部位的常见病原菌的差别以及不同地区与不同年代的耐药性的变迁；应具有良好的药代动力学特性；宜价格低、毒性小。

3.2.1 对于心脏、血管外科、乳房、头颈外科、腹外疝、矫形外科、神经外科、胸外科手术（食管、肺）及经口咽部大手术、应用植入物或假体手术，发生SSI的最主要病原菌为金黄色葡萄球菌和凝固酶阴性葡萄球菌，应使用第一、第二代头孢菌素。神经外科及胸外科两类手术可酌情选择头孢曲松，经口咽部大手术和胸外科手术（食管、肺）可以联合应用甲硝唑。

3.2.2 对于胃十二指肠、胆道（不包括经腹腔镜进行）、阑尾、结直肠、泌尿外科以及妇产科手术，发生SSI的病原菌包括肠杆菌科细菌和厌氧菌，应使用第二代头孢菌素，必要时联合应用甲硝唑或选用具有抗厌氧菌活性的头霉素类药物。

3.2.3 青霉素和头孢菌素过敏患者的替代方案。患者对青霉素过敏不宜使用头孢菌素时，针对葡萄球菌、链球菌可用克林霉素，针对革兰氏阴性杆菌可用氨曲南，或二者联合应用；氨基糖苷类（庆大霉素、阿米卡星）因其价廉易得，在我国耐药情况不严重的基层医院，在密切监控不良反应的情况下，可与其他抗菌药物联合应用。

3.2.4 万古霉素一般不宜用作预防用药，除非已证明有耐甲氧西林金黄色葡萄球菌（methicillin-resistant staphylococcus aureus，MRSA）所致的SSI流行。

3.2.5 喹诺酮类一般不宜用作预防用药。

3.3 预防性用药的时机与途径

3.3.1 给药方法

给药途径大部分为静脉输注，仅有少数口服给药。

3.3.2 静脉输注应在皮肤、黏膜切开前 0.5～1 小时内或麻醉开始时给药，在输注完毕后开始手术，保证手术部位暴露时局部组织中抗菌已达到足以杀灭手术过程中沾染细菌的药物浓度。万古霉素或氟喹诺酮类等由于需输注较长时间，应在术前 1～2 小时开始给药。

3.4 预防性用药的次数

到目前为止，没有研究证实多次给药比单次给药有益处。

3.4.1 预防用药维持时间

抗菌药物的有效覆盖时间应包括整个手术过程。手术时间较短（<2 小时）的清洁手术术前给药 1 次即可。如手术时间超过 3 小时或超过所用药物半衰期 2 倍，或成人出血量超过 1500mL，术中应追加 1 次。清洁手术的预防用药时间不超过 24 小时，心脏手术可视情况延长至 48 小时。清洁-污染手术和污染手术的预防用药也为 24 小时，污染手术必要时延长至 48 小时，以及存在能缩短抗菌药物半衰期的情况（如大面积烧伤）时，可以根据实际情况延长抗生素的使用时间。过度延长用药时间并不能进一步提高预防效果，且预防用药时间超过 48 小时，耐药菌感染机会增加。

3.4.2 实体器官移植相关研究尚不充分，但一般推荐心肺移植用药时间为 48～72 小时、肝脏移植 48 小时、肾脏移植使用一剂。

4 参考资料

4.1 国家卫生健康委办公厅关于持续做好抗菌药物临床应用管理工作的通知（国卫办医发（2020）8 号）[S]. 2020

4.2 《关于印发抗菌药物临床应用指导原则（2015 年版）的通知》（国卫办医发〔2015〕43 号）

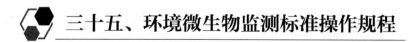

三十五、环境微生物监测标准操作规程

1 目的

规范环境微生物监测。

2　通用范围

适用于重点科室。

3　内容

3.1　监测指征

3.1.1　感染暴发或感染流行时，环境因素在感染传播中有流行病学意义。

3.1.2　监测潜在的危险环境状况，证明有危险的病原体存在或证明危险的病原体已被成功清除。

3.1.3　当某项感染控制措施改变时，评估其效果；或者根据规范要求，仪器设备或系统启用时监测。

3.1.4　目标性监测的需要。

3.1.5　循证医学证据支持。

3.2　空气监测（沉降法）

3.2.1　采样时间

消毒处理后与进行医疗活动之前。

3.2.2　采样高度

距地面垂直高度80～150cm。

3.2.3　采样点设置

3.2.3.1　普通病房（非洁净房间）

室内面积≤30m²，在对角线上设里、中、外3点。里、外两点位置各距墙1m；室内面积＞30m²，设东、西、南、北、中5点。其中东、西、南、北4点均距墙1m。9cm直径普通营养琼脂平板在采样点暴露5分钟后送检培养。

3.2.3.2　产房、导管室、新生儿室、器官移植病房、烧伤病房、重症监护病房、血液病病区、非洁净手术室等

布点同普通病房，9cm直径普通营养琼脂平板在采样点暴露15分钟后送检培养。

3.2.3.3　洁净房间

清洁房间在空态或静态条件下，根据房间的不同清洁级别进行布点，操作按照GB 50333—2013。9cm直径普通营养琼脂平板在采样点暴露30分钟后送检培养。

3.2.4　采样注意事项

3.2.4.1　采样人员做好手部卫生，佩戴口罩、帽子等个人防护装备。进入清洁房间采

样须穿洁服。

3.2.4.2　培养皿盖打开顺序应先内后外；手臂及头不可越过培养皿上方；行走及放置动作要轻，尽量减少对空气流动状态的影响；培养皿盖应扣放，以防污染。

3.2.4.3　采样结束后，由外向内合上培养皿盖。

3.2.4.4　采样完毕的培养皿应在6小时内培养。

3.2.5　结果判断

3.2.5.1　洁净手术部（室）和其他洁净场所，空气中的细菌菌落总数要求遵循GB 50333—2013。

3.2.5.2　非洁净手术部（室）、非洁净骨髓移植病房、产房、导管室、新生儿室、器官移植病房、烧伤病房、重症监护病房、血液病病区空气中的细菌菌落总数≤4cfu/（15分钟，9cm直径普通营养琼脂平板）。

3.2.5.3　儿科病房、母婴同室、妇产科检查室、人工流产室、治疗室、注射室、换药室、输血科、消毒供应中心、血液透析中心（室）、急诊室、化验室、各类普通病室、感染疾病科门诊及其病房空气中的细菌菌落总数≤4cfu/（5分钟，9cm直径普通营养琼脂平板）。

3.3　物体表面监测

3.3.1　采样时间

消毒处理后4小时内。

3.3.2　采样方法

3.3.2.1　被采样本面积＜100cm^{2}取全部表面；如采样面积≥100cm^2，连续采样4个位置（不可有重叠），每个位置采5cm×5cm的大小，用浸有无菌生理盐水的棉拭子1支，在规格板内横竖往返均匀涂擦各5次，随后转动棉拭子，剪去手接触部位后，将棉拭子投入10mL无菌生理盐水试管内。门把手等小型物体用拭子直接涂抹物体全部表面采样，剪去手接触部位后，将棉拭子投入10mL无菌生理盐水试管内。

3.3.3　采样注意事项

3.3.3.1　送检时间不得超过6小时，若样品保存于4℃，则不得超过24小时。

3.3.3.2　消毒后采样一定要采用中和剂，不同消毒剂所用中和剂不同，可参考2012年版《消毒技术规范》。

3.3.4　结果判断

3.3.4.1　洁净手术部、其他洁净场所，以及非洁净手术部（室）、非洁净骨髓移植病房、产房、导管室、新生儿室、器官移植病房、烧伤病房、重症监护病房、血液病病区等Ⅰ、Ⅱ类环境：物体表面细菌菌落总数≤5cfu/cm^2。

3.3.4.2　儿科病房、母婴同室、妇产科检查室、人工流产室、治疗室、注射室、换药室、输血科、消毒供应室、血液透析中心（室）、急诊室、化验室、各类普通病室、感染疾病科门诊及其病房等Ⅲ类、Ⅳ类环境：物体表面细菌菌落总数≤10cfu/cm^2。

4　参考资料

4.1　中华人民共和国卫生部.消毒管理办法［S］. 2002

4.2　《医疗机构消毒技术规范》WS/T 367—2012［S］. 2012

4.3　《医院洁净手术部建筑技术规范》GB 50333—2013［S］. 2013

4.4　上海科学技术出版社. SIFIC医院感染预防与控制临床实践指引（2013年）［S］. 2013

 # 三十六、手部微生物学监测标准操作规程

1　目的

规范手部微生物学监测。

2　通用范围

适用于重点科室。

3　内容

3.1　通用范围

3.1.1　评价医务人员卫生手消毒、外科手消毒的效果。

3.1.2　怀疑医院感染暴发或流行与手的传播有关时。

3.2　监测时机

3.2.1　在接触患者前或进行诊疗活动前采样。

3.3　采集方法

3.3.1　评价卫生手消毒、外科手消毒的效果

3.3.1.1　被检者卫生手消毒或外科手消毒后，在接触患者前或进行诊疗活动前采样。

3.3.1.2　采样方法：被检者五指并拢，用浸有含相应中和剂的无菌洗脱液浸湿的棉拭

子在双手指曲面从指根到指端往返涂擦2次，一只手涂擦面积30cm²，涂擦过程中同时转动棉拭子；将棉拭子接触操作者的部分剪去，投入10mL含相应中和剂的无菌洗脱液试管内，及时送检。

3.4　当怀疑医院感染暴发或流行与手的传播有关时

3.4.1　模拟现场实际情况，在接触患者前或进行诊疗活动前采样。

3.4.2　采集步骤同评价手卫生效果。

3.5　结果判断

3.5.1　卫生手消毒，监测的细菌菌落总数应≤10cfu/cm²；

3.5.2　外科手消毒，监测的细菌菌落总数应≤5cfu/cm²。

3.6　注意事项

3.6.1　应根据手卫生所用方法，选择含相应中和剂的无菌洗脱液。

3.6.2　当怀疑医院感染暴发或流行与手的传播有关时，监测目的在于考察实际工作中医务人员手卫生状况，虽然同样在接触患者前或进行诊疗活动前采样，但医务人员不一定进行了手卫生。

3.6.3　当怀疑医院感染暴发或流行与手的传播有关时，目标微生物的监测只能定性不能定量。

4　参考资料

4.1　《医疗机构消毒技术规范》WS/T 367—2012［S］. 2012

4.2　《医院感染监控与管理》. 北京：军事医学科学出版，2008

4.3　《医务人员手卫生规范》WS/T 313—2019［S］. 2019

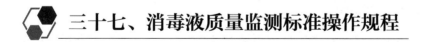

三十七、消毒液质量监测标准操作规程

1　目的

规范消毒液质量监测。

2　通用范围

适用于全院。

3　内容

3.1　通用范围

3.1.1　监测消毒液（含氯消毒液和戊二醛等）的有效浓度和染菌量情况。

3.2　监测时机

3.2.1　新配制（购进）的消毒液或使用中的消毒液。

3.3　基本方法

3.3.1　化学指示法（消毒液的浓度）、琼脂倾注法（消毒液的染菌量）。

3.4　基本试剂

3.4.1　PBS缓冲液（无水磷酸氢二钠2.85g，磷酸二氢铝1.36g，蒸馏水1000mL）。

3.4.2　缓冲液A（PBS缓冲液＋亚硫酸钠2g）

用于醛类、碘类消毒剂。

3.4.3　缓冲液B（PBS缓冲液＋硫代硫酸钠2g）

用于过氧乙酸、含氯制剂。

3.5　操作步骤

3.5.1　浓度的监测

3.5.1.1　根据消毒剂的种类，选择相应的浓度测试纸条。若检测戊二醛浓度可选择戊二醛测试卡；检测含氯制剂和过氧乙酸采用G-1型消毒液浓度试纸。

3.5.1.2　结果按试纸条说明操作并判断结果。

3.6　染菌量的监测

3.6.1　用无菌移液管吸取使用中消毒液0.5mL，加入4.5mL含相应中和剂的缓冲液中，充分混匀，作用约10分钟。

3.6.2　再用无菌吸管分别吸取上述0.5mL的待检样本，置于2个直径为90mm的灭菌平皿内。

3.6.3　加入已熔化的45～48℃的营养琼脂16～18mL，边倾注边摇匀，待琼脂凝固。

3.6.4　其中一个平板置于（25±1）℃温箱培养7日，观察霉菌生长情况；另一个平板置于（36±1）℃温箱培养72小时，计数菌落数，必要时做致病菌（金黄色葡萄球菌、乙型溶血性链球菌等）的检测。

3.7 计算公式

$$消毒液染菌量（cfu/m1）＝每个平板上的菌落数 \times 10$$

3.8 细菌种类鉴定

3.8.1 从营养琼脂中挑取可疑菌落，根据实际情况可选择血平板、"中国蓝"平板、"双S"平板、"麦康凯"平板或其他商用快速筛选平板进行细菌接种。

3.8.2 接种后将平板置于（36±1）℃温箱培养24～48小时，挑取可疑菌落进行微生物学鉴定，必要时做药敏或分子生物学分型。

3.9 注意事项

3.9.1 正确选择试纸进行检测，并注意作用时间、温度对结果的影响。

3.9.2 消毒液染菌量结果应≤100cfu/mL，不得检出致病菌。

3.9.3 必须选择含相应中和剂的稀释液进行采样，稀释液与消毒液作用时间不少于10分钟。

3.9.4 倾注时琼脂温度保持在45～48℃，温度过高可致细菌死亡，过低则影响倾注效果。

3.9.5 含碘消毒剂目前无浓度检测试纸（卡），不能常规检测。

4 参考资料

4.1 《医疗机构消毒技术规范》. 2012

 ## 三十八、环境清洁效果监测标准操作规程

1 目的

规范环境清洁效果监测操作。

2 通用范围

适用于重点科室。

3　内容

3.1　职责

3.1.1　医院应制定《环境清洁管理制度》，其内容应包括室内空气新鲜无味、物品表面无尘、墙壁四周无积灰、墙面无霉斑、地面清洁干燥以及空调通风系统的风管与部件无尘，微生物指标均符合国家标准。

3.1.2　医院感染管理部门应参与《环境清洁效果监测制度》与《方法》的制定，提出与感染控制相关的技术；对清洁方法、程序，使用的清洁剂、消毒剂等进行审核。

3.1.3　不推荐常规开展医院环境清洁效果的监测，但发生下列情况之一的，可考虑实施环境清洁效果的检测。

3.1.3.1　流行病学调查提示，发生与医院环境相关性的感染。

3.1.3.2　考核与评价环境清洁工作或工程质量。

3.1.3.3　新的环境清洁技术与方法的引入。

3.1.3.4　属于外包环境清洁的单位，其合同中应注明清洁效果的考核办法，日常的清洁效果监测应由承包方承担，使医院内环境始终保持清洁、卫生、无杂物等；全院各层面、区域或某病房始终处于保洁人员监控之中，如一旦地面出现杂物时，单位时间内（如设定为30分钟内）负责该区域保洁的人员必定会巡视到此处，并及时处置。

3.1.3.5　清洁效果的监督考核由院务会议指定的职能部门实施，或由多部门联合执行。

3.2　监测制度

3.2.1　医院环境清洁效果监测制度可分为两种，负责环境清洁的单位（或部门）的自我监测与医院抽检相结合。

3.2.2　监测的频率可视该区域患者使用频率而定，如医院公共厕所的清洁效果监测应以"小时"为单位时间；候诊区、大厅等处可以"半天"为单位时间；而手术室则应在每台手术后的清洁工作结束后检查。

3.2.3　监测制度可以采用表格化，相关的监测人员监测后在表格上签字，并按相应的标准给予打分。

3.2.4　每3~6个月，组织由医院相关职能科室参与或承包单位陪同下，对全院的环境清洁工作进行1次现场检测与效果考评，并形成考评小结；年终形成全年考评总结。必要时可对环境清洁外包合同内容进行修订与完善，以达到环境清洁最佳状态。

3.3　监测方法

3.3.1　日常监测

3.3.1.1　日常监测为常规的清洁效果考核监测方法，应每日进行，频率不得少于1次，以便发现问题及时整改，为患者提供清洁舒适的就医环境。

3.3.1.2　目测法

对抽查的区域、房间的物体表面、墙面（角）进行目测，检查是否有灰尘、杂物以及蜘蛛网等。

3.3.1.3　擦抹法

检查者可戴白色手套或用清洁纱布等，对抽查的区域、房间的物品表面、家具表面等处进行擦抹，检查是否有积尘。

3.3.1.4　嗅觉法

对一些特殊的区域，检查者可以嗅觉检查是否有异味存在，如公共厕所内是否可嗅到氨气等异味。

3.4　定期监测

定期监测因涉及的人力、物力较大，且有些方法需要有资质的单位承担，因此推荐一年不得少于1次。如发生呼吸道传染病暴发流行，应增加监测频次。

3.4.1　物理学监测法

3.4.1.1　对空调通风系统清洁效果的监测，可参照《公共场所集中空调通风系统卫生规范》中"附录C：送风中可吸入颗粒物检测方法"。

3.4.1.2　对空调通风系统管道内清洁效果的监测，可参照《公共场所集中空调通风系统卫生规范》中"附录H：风管内表面积尘量检验方法"。

3.4.2　微生物学监测法

3.4.2.1　考核集中空调通风系统冷却水、冷凝水及其形成的沉积物、软泥等样品中是否含有嗜肺军团菌，可参照《公共场所集中空调通风系统卫生规范》中"附录A：冷却水、冷凝水中嗜肺军团菌检验方法规定的检验方法"。

3.4.2.2　考核集中空调通风系统送风中细菌总数、真菌总数和β-溶血性链球菌是否达标，可参照《公共场所集中空调通风系统卫生规范》中"附录D：送风中微生物检验方法"。

3.4.2.3　考核集中空调通风系统风管内表面细菌总数和真菌是否达标，可参照《公共场所集中空调通风系统卫生规范》中"附录I：风管内表面微生物检验方法"。

3.4.2.4　考核环境物品表面及空气中的微生物经清洁消毒后是否有效，可对该环境物品表面、空气清洁消毒前后进行比较采样送检，凡第二次采样细菌菌落总数较第1次减少1个对数值以上（90%以上），未检出指标致病菌，为清洁消毒合格。环境物品表面考核方法可参照《医疗机构消毒技术规范》（2012版）附录A（规范性附录）"清洁、消毒与灭菌的效果监测"一节中相关监测方法，空气清洁考核方法可参照《医院空气净化管理规范》（WS/T 368—2012）中"管理及卫生学要求"一节中相关监测方法。

3.4.2.5 ATP 监测法

严格按照产品说明书使用，规定考核的物品表面采样面积为100cm²，进行清洁前后RLU值（相对光单位值）的比较，目前推荐RLU值≤500时，为可接受的医院病房清洁物品表面。

4　参考资料

4.1　《公共场所集中空调通风系统卫生规范》. 2006.

4.2　《医疗机构消毒技术规范》. 2012.

三十九、医院常用液体消毒剂使用标准操作规程

1　目的

规范医务人员标准使用液体消毒剂。

2　通用范围

适用于全院临床科室。

3　内容

3.1　基本要求

3.1.1　使用前应认真阅读产品包装上的产品说明、使用范围、使用方法和注意事项等，并严格遵照执行。

3.1.2　消毒剂应放置于阴凉通风处，避光、防潮、密封保存。

3.1.3　按产品说明，根据有效成分含量按稀释定律配制所需浓度。

3.1.4　多数消毒剂配制后稳定性下降，应现用现配、使用前监测浓度。连续使用的消毒剂应每日监测浓度，或每次使用前监测浓度。

3.1.5　用过的医疗器材和物品，应先去除污染，彻底清洗、干燥，再消毒。新启用的

诊疗器械、器具与物品先除去污染及保护膜，再用清洁剂清洗去除油脂，干燥后及时消毒及灭菌。

3.1.6　用于浸泡消毒时容器应加盖，并存放于通风良好的环境中。

3.1.7　消毒剂具有一定的腐蚀性，不宜长时间浸泡物品或残留在物品表面，作用时间达到后应取出或采取有效措施去除残留消毒剂。

3.1.8　消毒人员应做好个人防护，必要时戴口罩、橡胶手套、护目镜或防护面罩等。有强烈刺激性气味时，人员应尽可能离开消毒现场或加强环境通风。

3.2　常用消毒剂

3.2.1　戊二醛

属灭菌剂，广谱、高效、毒副作用大、腐蚀性小、受有机物影响小、稳定性好。常用浓度为2%，增效的复方戊二醛可按卫生许可批件批准的浓度使用。

3.2.1.1　通用范围

适用于不耐热诊疗器械、器具与物品的浸泡消毒与灭菌。

3.2.1.2　使用方法

A．诊疗器械、器具与物品的消毒与灭菌　将洗净、干燥的诊疗器械、器具与物品放入2%的碱性戊二醛溶液中完全浸没，并应去除器械表面的气泡，容器加盖，温度为20～25℃，消毒作用到产品使用说明的规定时间，灭菌作用10h。无菌方式取出后用无菌水反复冲洗干净，再用无菌纱布等擦干后使用。其他戊二醛制剂的用法遵循卫生行政部门或国家有关规定进行。

B．用于内镜的消毒或灭菌应遵循国家有关要求。

3.2.1.3　注意事项

A．戊二醛对人具有毒性，应在通风良好的环境中使用。对皮肤和黏膜有刺激性，使用时应注意个人防护。不慎接触，应立即清水连续冲洗干净，必要时就医。

B．戊二醛不应用于物体表面的擦拭或喷雾消毒、室内空气消毒、手和皮肤黏膜的消毒。

C．强化酸性戊二醛使用前应先加入pH值调节剂（碳酸氢钠），再加防锈剂（亚硝酸钠）充分混匀。

D．用于浸泡灭菌的容器，应洁净、密闭，使用前应先经灭菌处理。

E．在20～25℃温度条件下，加入pH调节剂和亚硝酸钠的戊二醛溶液连续使用时间应≤14d。

F．应确保使用中戊二醛浓度符合产品使用说明的要求。

3.2.2　过氧乙酸

属灭菌剂，广谱、高效、低毒、腐蚀性强、受有机物影响大、稳定性差。原液浓度为16%～20%（*W/V*），浓度低于12%时禁止使用。

3.2.2.1 通用范围

适用于耐腐蚀物品、环境、室内空气等的消毒。专用机械消毒设备适用于内镜的灭菌。

3.2.2.2 消毒方法

A. 浸泡法：将待消毒的物品浸没于装有过氧乙酸的容器中，加盖。对一般物体表面，用0.1%～0.2%（1000～2000mg/L）过氧乙酸溶液浸泡30分钟。对耐腐蚀医疗器械的高水平消毒，采用0.5%（5000mg/L）过氧乙酸冲洗作用10分钟，用无菌方法取出后采用无菌水冲洗干净，无菌巾擦干后使用。

B. 擦拭法：大件物品或其他不能用浸泡法消毒的物品用擦拭法消毒。消毒使用的浓度和作用时间同浸泡法。

C. 喷洒法：用于环境消毒时，用0.2%～0.4%（2000～4000mg/L）喷洒，作用30～60分钟。

D. 喷雾法：采用电动超低容量喷雾器，使用5000mg/L过氧乙酸溶液，按照20～30mL/m³的用量进行喷雾消毒，作用60分钟。

E. 熏蒸法：使用15%过氧乙酸（7mL/m³）加热蒸发，相对湿度60%～80%，室温熏蒸2小时。

F. 使用以过氧乙酸为灭菌剂的专用机械消毒设备灭菌内镜时。应遵循原卫生部消毒产品卫生许可批件的通用范围及操作方法。

3.2.2.3 注意事项

A. 过氧乙酸不稳定，应贮存于通风阴凉处，远离可燃物质。

B. 稀释液应现用现配，使用时限≤24小时。

C. 过氧乙酸对多种金属和织物有很强的腐蚀和漂白作用；不慎溅入眼中或皮肤上，应立即用大量清水冲洗。

D. 空气熏蒸消毒时，室内不应有人。

3.2.3 过氧化氢

属高效消毒剂，广谱、速效、无毒，腐蚀性强，受有机物影响很大，纯品稳定性好。

3.2.3.1 通用范围

适用于外科伤口、皮肤黏膜冲洗消毒，室内空气的消毒。

3.2.3.2 消毒方法

A. 伤口、皮肤黏膜消毒：采用3%（30g/L）过氧化氢冲洗、擦拭，作用3～5分钟。

B. 室内空气消毒：使用气溶胶喷雾，采用3%（30g/L）过氧化氢溶液按照20mL/m³～30mL/m³的用量喷雾消毒，作用60分钟。

3.2.3.3 注意事项

A. 过氧化氢对金属有腐蚀性，对织物有漂白作用。

B. 喷雾时应采取防护措施；谨防溅入眼内或皮肤黏膜上，一旦溅上及时用清水冲洗。

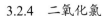

3.2.4　二氧化氯

属高效消毒剂，广谱、速效、腐蚀性强、受有机物影响很大。

3.2.4.1　通用范围

适用于物品、环境、物体表面及空气的消毒。

3.2.4.2　消毒方法

A．浸泡法：将待消毒物品浸泡没于装有二氧化氯溶液的容器中，加盖。对细菌繁殖体污染物品的消毒，用100～250mg/L二氧化氯溶液浸泡30分钟；对肝炎病毒和结核分枝杆菌污染物品的消毒，用500mg/L二氧化氯溶液浸泡30分钟；对细菌芽孢污染物品的消毒，用1000mg/L二氧化氯溶液浸泡30分钟。

B．擦拭法：大件物品或其他不能用浸泡法消毒的物品用擦拭法消毒。消毒使用的浓度和作用时间同浸泡法。

C．喷洒法：对细菌繁殖体污染的表面，用500mg/L二氧化氯均匀喷洒，作用30分钟；对肝炎病毒和结核分枝杆菌污染的表面，用1000mg/L二氧化氯均匀喷洒，作用60分钟。

D．室内空气消毒：使用气溶胶喷雾器，采用500mg/L二氧化氯溶液按照20～30mL/m^3的用量喷雾消毒，作用30～60分钟；或采用二氧化氯（10～20mg/m^3）加热蒸发或加激活剂熏蒸消毒。消毒剂量、消毒时间、操作方法和注意事项等应遵循产品的使用说明。

3.2.4.3　注意事项

对碳钢、铝有中度腐蚀性，对铜、不锈钢有轻度腐蚀性，金属制品经二氧化氯消毒后，应及时按要求冲洗干净、干燥。

3.2.5　含氯消毒剂

属高效消毒剂，广谱、低毒、腐蚀性强、受有机物影响大、稳定性差。常用的含氯消毒剂有：次氯酸钠、二氯异氰尿酸钠、三氯异氰尿酸。

3.2.5.1　通用范围

适用于物品、物体表面、分泌物、排泄物等的消毒。

3.2.5.2　消毒方法

A．浸泡法：将待消毒物品浸泡于装有含氯消毒剂溶液的容器中，加盖。对细菌繁殖体污染物品的消毒，用含有效氯500mg/L的消毒液浸泡＞10分钟，对经血传播病原体、分枝杆菌、细菌芽孢污染物品的消毒，用含有效氯2000～5000mg/L消毒液，浸泡＞30分钟。

B．擦拭法：大件物品或其他不能用浸泡消毒的物品用擦拭消毒，消毒所用的浓度和作用时间同浸泡法。

C．喷洒法：对一般污染的物品表面，用含有效氯400～700mg/L的消毒液均匀喷洒，作用10～30分钟；对经血传播病原体、结核分枝杆菌等污染表面的消毒，用含有效氯2000mg/L的消毒液均匀喷洒，作用＞60分钟。喷洒后有强烈的刺激性气味，人员应离开现场。

D．干粉消毒法：对分泌物、排泄物的消毒，用含氯消毒剂干粉加入分泌物、排泄物中，使有效氯含量达10 000mg/L，搅拌后作用＞2小时；对医院污水的消毒，用干粉按有效氯50mg/L用量加入污水中，并搅拌均匀，作用2小时后排放。

3.2.5.3 注意事项

A．配制漂白粉等粉剂溶液时，应戴口罩、手套。

B．未加防锈剂的含氯消毒剂对金属有腐蚀性，不应用于金属器械的消毒。加防锈剂的含氯消毒剂对金属器械消毒后，应用无菌蒸馏水冲洗干净，干燥后使用。

C．对织物有腐蚀和漂白作用，不应用于有色织物的消毒。

3.2.6 醇类消毒剂

醇类消毒剂含乙醇、异丙醇、正丙醇，或两种成分的复方制剂；属中效消毒剂，速效、无毒、对皮肤黏膜有刺激性、对金属无腐蚀性、受有机物影响很大、易挥发、不稳定。

3.2.6.1 通用范围

适用于手、皮肤、物体表面及诊疗器具的消毒。

3.2.6.2 使用方法

A．手消毒：使用符合国家有关规定含醇类手消毒剂，手消毒方法遵循WS/T 313的要求。

B．皮肤消毒：使用70%～80%（体积比）乙醇溶液擦拭皮肤2遍，作用3分钟。

C．物体表面的消毒：使用70%～80%（体积比）乙醇溶液擦拭物体表面2遍，作用3分钟。

D．诊疗器具的消毒：将待消毒的物品浸没于装有70%～80%（体积比）的乙醇溶液中消毒≥30分钟，加盖；或进行表面擦拭消毒。

3.2.6.3 注意事项

醇类易燃，不应有明火。必须使用医用乙醇，严禁使用工业乙醇消毒液作为原料配制。不应用于被血、脓、粪便等有机物严重污染表面的消毒。用后应盖紧，密闭，置于阴凉保存。醇类过敏者慎用。

3.3 含碘类消毒剂

3.3.1 碘伏

3.3.1.1 属中效消毒剂，速效、低毒，对皮肤黏膜无刺激、不使皮肤黄染，受有机物影响大，稳定性好。

3.3.1.2 通用范围

适用于手、皮肤、黏膜及伤口的消毒。

3.3.2 消毒方法

3.3.2.1 擦拭法

皮肤、黏膜擦拭消毒，用浸有碘伏消毒液原液的无菌棉球或其他替代物品擦拭被消毒部位。外科手消毒用碘伏消毒液原液擦拭揉搓作用至少3分钟。手术部位的皮肤消毒，用碘伏消毒液原液局部擦拭2～3遍，作用至少2分钟。注射部位的皮肤消毒，用碘伏消毒液原液局部擦拭2遍，作用时间遵循产品的使用说明。口腔黏膜及创面消毒，用含有效碘1000～2000mg/L的碘伏擦拭，作用3～5分钟。

3.3.2.2　冲洗法

对阴道黏膜及创面的消毒，用含有效碘500mg/L的碘伏冲洗，作用到使用产品的规定时间。

3.3.3　注意事项

含乙醇的碘制剂消毒液不应用于黏膜和伤口的消毒。碘伏对二价金属制品有腐蚀性，不应做相应金属制品的消毒。碘过敏者慎用。

3.4　碘酊

3.4.1　通用范围

适用于注射及手术部位皮肤的消毒。

3.4.2　使用方法

使用碘酊原液直接涂擦注射部位及手术部位皮肤2遍以上，作用时间1～3分钟，待稍干后再用70%～80%（体积比）乙醇脱碘。

3.4.3　注意事项

不应用于破损皮肤、眼及口腔黏膜的消毒。不应用于碘酊过敏者；过敏体质者慎用。

3.5　复方碘伏消毒液

3.5.1　通用范围

主要适用于医务人员的手、皮肤消毒，有些可用于黏膜消毒。应遵循原卫生部消毒产品卫生许可批件规定的使用范围。

3.5.2　使用方法

3.5.2.1　含有乙醇或异丙醇的复方碘伏消毒剂可用于手、皮肤消毒，原液擦拭1～2遍，作用1～2分钟，不可用于黏膜消毒。

3.5.2.2　含有氯己定的复方碘伏消毒剂，用途同普通碘伏消毒剂，应遵循该消毒剂卫生许可批件的使用说明，慎用于腹腔冲洗消毒。

3.5.3　注意事项

同碘伏，使用中应注意复方物质的毒副作用。

3.6　氯己定

3.6.1　通用范围

适用于手、皮肤、黏膜的消毒。

3.6.2 消毒方法

3.6.2.1 擦拭法

手术部位及注射部位皮肤和伤口创面消毒，用有效含量≥2g/L氯己定-乙醇（70%，体积比）溶液局部擦拭2～3遍，作用时间遵循产品的使用说明；外科手消毒用有效含量≥2g/L氯己定-乙醇（70%，体积比）溶液，使用方法及作用时间应遵循产品使用说明。

3.6.2.2 冲洗方法

对口腔、阴道或伤口创面的消毒，用有效含量≥2g/L氯己定水溶液冲洗，作用时间遵循产品的使用说明。

3.6.3 注意事项

不应与肥皂、洗衣粉等阴离子表面活性剂混合使用或前后使用。

3.7 季铵盐类

3.7.1 属低效消毒剂，对皮肤黏膜无刺激、毒性小、稳定性好，受阴离子表面活性剂和有机物影响大。

3.7.2 通用范围

适用于环境、物体表面、皮肤与黏膜的消毒。

3.7.3 使用方法

3.7.3.1 环境、物体表面消毒一般用1000～2000mg/L消毒液，浸泡或擦拭消毒，作用时间为15～30分钟。

3.7.3.2 皮肤消毒

复方季铵盐消毒剂原液皮肤擦拭消毒，作用时间为3～5分钟。

3.7.3.3 黏膜消毒

采用1000～2000mg/L季铵盐消毒液，作用到产品使用说明的规定时间。

3.7.4 注意事项

不宜与阴离子表面活性剂如肥皂、洗衣粉等合用。

3.8 酸性氧化电位水

3.8.1 属中效消毒剂。杀菌速度快、安全可靠、不留残毒、有利于环保。消毒时只能使用原液流动浸泡消毒，应现用现制备。

3.8.2 通用范围

适用于消毒供应中心手工清洗后不锈钢和其他非金属材质器械、器具和物品灭菌前的消毒、物体表面、内镜等的消毒。

3.8.3 使用方法

3.8.3.1 主要有效成分指标要求

有效氯含量（60±10）mg/L，pH值范围2.0～3.0，氧化还原电位（ORP）≥1100mV，

残留氯离子＜1000mg/L。

3.8.3.2　消毒供应中心手工清洗器械灭菌前的消毒、手工清洗后的器械、器具和物品，用酸性氧化电位水流动冲洗浸泡消毒2分钟，净化水冲洗30s，取出干燥，具体方法应遵循WS310.2的要求。

3.8.3.3　物体表面的消毒

洗净待消毒物体，采用酸性氧化电位水流动冲洗浸泡消毒，作用时间为3～5分钟；或反复擦洗消毒5分钟。

3.8.3.4　内镜的消毒

严格遵循国家有关规定的要求。

3.8.3.5　其他方面的消毒

遵循国家有关规定及原卫生部消毒产品许可批件的使用说明。

3.8.4　注意事项

3.8.4.1　应先彻底清除待消毒物品上的有机物，再进行消毒处理。

3.8.4.2　酸性氧化电位水对光敏感，有效氯浓度随时间延长而下降，生成后原则上应尽早使用，最好现制备现用。

3.8.4.3　储存应选用避光、密闭、硬质聚氯乙烯材质制成的容器。室温下贮存不超过3天。

3.8.4.4　每次使用前，应在使用现场酸性氧化电位水出水口处，分别检测pH值、氧化还原电位和有效氯浓度。检测数值应符合指标要求。

3.8.4.5　对铜、铝等非不锈钢的金属器械、器具和物品有一定的腐蚀作用，应慎用。

3.8.4.6　酸性氧化电位水长时间排放可造成排水管路的腐蚀，故应每次排放后再排放少量碱性还原电位水或自来水。

3.9　邻苯二甲醛

3.9.1　通用范围

适用于不耐热诊疗器械、器具与物品的浸泡消毒。

3.9.2　使用方法

3.9.2.1　将待消毒的诊疗器械、器具与物品完全淹没于含量5.5g/L、pH为7.0～8.0、温度20～25℃的邻苯二甲醛溶液中浸泡，消毒容器加盖，作用5～12分钟。

3.9.2.2　用于内镜的消毒应遵循国家有关要求。

3.9.3　注意事项

3.9.3.1　使用时应注意通风。直接接触到本品会引起眼睛、皮肤、消化道、呼吸道黏膜损伤。接触皮肤、黏膜会导致着色，处理时应谨慎、戴手套；当溅入眼内时应及时用水冲洗，必要时就诊。

3.9.3.2 配制使用应采用专用塑料容器。

3.9.3.3 消毒液连续使用应≤14d。

3.9.3.4 应确保使用中的浓度符合产品使用说明的要求。

3.10 流动蒸汽消毒

3.10.1 通用范围

适用于医疗器械、器具和物品手工清洗后的初步消毒，餐饮具和部分卫生用品等耐热、耐湿物品的消毒。

3.10.2 使用方法

通过流动蒸汽发生器、蒸锅等，当水沸腾后产生水蒸气，蒸汽温度为100℃，相对湿度为80%～100%时，作用时间为15～30分钟。

3.10.3 注意事项

3.10.3.1 消毒作用时间，应从水沸腾后有蒸汽冒出时算起。

3.10.3.2 消毒物品应清洁干燥、垂直放置，物品之间留有一定空隙。

3.10.3.3 高海拔地区，应适当延长消毒时间。

4 参考资料

4.1 中华人民共和国卫生部.消毒管理办法［S］.2017

4.2 关于印发《次氯酸钠类消毒剂卫生质量技术规范》和《戊二醛类消毒剂卫生质量技术规范》的通知.2007

4.3 中华人民共和国卫生部.医疗机构消毒技术规范［S］.2022

四十、医院洁净系统医院感染管理

1 目的

规范医院洁净系统医院感染管理，避免医院感染。

2 通用范围

适用于手术室、新生儿、血透室、ICU。

3 内容

3.1 竣工验收

3.1.1　医院洁净室主要有洁净手术室、洁净病房、洁净无菌物品间、洁净静配中心以及洁净医学实验室等。

3.1.2　新建与改建洁净室投入使用前，应具备如下条件：

3.1.2.1　建设方提供的平面设计图与使用指南（或说明书），标注各洁净室以及辅助用房所设计的洁净级别。

3.1.2.2　建设方提供的自行竣工验收报告。

3.1.2.3　有资质的第三方单位提供的验收报告，洁净医学实验室的所有指标均应符合GB 50073—2001中相关技术指标，其他洁净室的所有设计指标均应符合GB 50333—2013等相关国家标准中技术指标。

3.1.2.4　洁净室医务人员以及维护人员等应经上岗专业知识与操作技能的培训。

3.2 日常管理

3.2.1　洁净室（区）的日常维护可以在建筑单位的指导下实施或委托专业单位进行。

3.2.2　保持进气的三级过滤装置（初效、中效与高效）的气流畅通无阻。

3.2.3　保持管道内干燥无尘。

3.2.4　保持回风口滤网畅通无尘，无物品或设备阻挡。

3.2.5　室外排风口应与室外进风口的距离保持5m以上，离地3m以上。

3.2.6　过滤装置的更换与管道的清洁间隔时间应根据使用频率而定，最好是在建筑单位的指导下，制定有关标准操作规程（SOP），并有记录备查。

3.2.7　空气处理机组、新风机组应定期检查，保持清洁。

3.2.8　新风机组粗效过滤网宜每2天清洁1次；粗效过滤器宜1～2个月更换1次；中效过滤器宜每周检查，3个月更换1次；亚高效过滤器宜每年更换。发现污染和堵塞及时更换。

3.2.9　末端高效过滤器宜每年检查1次，当阻力超过设计初阻力160Pa或已经使用3年以上时宜更换。

3.2.10　排风机组中的中效过滤器宜每年更换，发现污染和堵塞及时更换。

3.2.11　定期检查回风口过滤网，宜每周清洁1次，每年更换1次。如遇特殊污染，及时更换，并用消毒剂擦拭回风口内表面。

3.2.12　设专门维护人员，遵循设备的使用说明进行保养与维护；并制定运行手册，有检查和记录。

3.2.13 控制"尘源"

3.2.13.1 凡进入洁净室（区）人员应做好手卫生，戴口罩、帽子，穿洁净服。

3.2.13.2 控制入室人员的数量。

3.2.13.3 进入物品均应在洁净室（区）外做相应处理，如有外包装应拆去外包装，如无包装应彻底清洁处理。

3.2.13.4 洁净室内只允许放置必需的设备设施或家具等；物品摆放要避开回风口，尽量做到送风口与回风口的直线中无任何阻挡。

3.2.14 保洁工作

3.2.14.1 重点为日常清洁，要求每台手术后及时清洁，"每日小卫生，每周大卫生"。

3.2.14.2 日常卫生应实行湿式卫生。

3.2.14.3 清洁用具应分区使用。以手术部为例，不同级别手术室应分设卫生处置间（池）；洗涤抹布与拖把的水池，应采用高低水池加以区分；抹布、拖把与水桶等洁具应分手术室标注专用（并以颜色进行区分）。

3.2.14.4 每台手术结束后，污染的敷料、洞巾等不应随地乱丢，应丢入专用收集箱内，实行"隔离转移"措施。

3.2.14.5 清洁术后，采用清水擦拭即可，如需接台手术时，在清洁卫生后，按 GB 50333—2013 中所规定的时间自净后，实施下一台手术。

3.2.15 地面等处被血液或排泄物污染时，不应直接使用拖把进行清理，应采取"覆盖消毒"措施。

3.2.15.1 采用蘸有消毒溶液（以不流淌为宜）的布类或多层纸巾覆盖污染物（消毒溶液量不足时可以随时滴加）。

3.2.15.2 采用蘸有同样消毒溶液的布类或纸巾，由污染物外四周2m处向内擦抹。

3.2.15.3 消毒作用达到有效时间（30分钟以上）后，将所有使用过的布类或纸巾包裹污染物丢弃。

3.2.15.4 采用清水清洁卫生。

3.2.15.5 消毒剂可根据污染物性质进行选择，如血液推荐使用75%乙醇溶液；呕吐物等建议选用有效氯浓度为5000mg/L的含氯消毒剂溶液；对设备仪器表面的消毒可选用75%乙醇溶液擦抹。

3.2.16 日常监测

3.2.16.1 自检，由使用单位实施，每季度不得少于1次。主要采用平皿沉降法（要求暴露30分钟）检测空气中细菌菌落数（布点与标准见附件）。

3.2.16.2 年检，由有资质的单位实施，每年不少于1次。内容包括尘埃粒子、压差、风速、空气中细菌菌落数、温湿度、换气次数等。各项指标必须符合 GB 50333—2013 中所规定要求。

3.2.16.3 一旦发现超标现象，应立即排查，及时整改。

3.3 个人防护

3.3.1 进入洁净室（区）人员应彻底更换清洁的衣鞋，并做好头部、口鼻部位的保护，以制止自身的"发菌"；必要时入室前进行沐浴。穿着个人防护装备离开洁净室（区）后，其个人防护装备则被视为"污染"的，再次进入时应重新更换。

3.3.2 室内应保持静息，人员避免大幅度的肢体运动与抖动各类织物，以减少扬尘。

3.3.3 吸烟者应在吐完最后一口烟15分钟后，方可进入洁净室（区）。

3.3.4 重复使用的个人防护装备，建议采用透气性好，不发絮，且耐高温处理的面料。

4 参考资料

4.1 许钟麟. 空气洁净技术原理［M］. 3版. 北京：科学技术出版社，2003.

4.2 孔庆鑫，邱丽华，徐虹，等. 影响洁净室洁净度监测的原因调查［J］. 中国消毒学杂志，2007，24（5）：452-454.

4.3 《医院空气净化管理规范》（WS/T 368—2012）. 2012.

4.4 《医院洁净手术部建筑技术规范》（GB 50333—2013）. 2013.

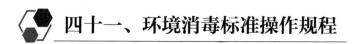

四十一、环境消毒标准操作规程

1 目的

规范环境消毒标准操作，避免医院感染。

2 通用范围

适用于手术室、新生儿、血透室、ICU。

3 内容

3.1 职责

3.1.1 医院应制定环境消毒管理制度、环境消毒技术与程序，对不同的环境物品表面、污染物性质采取不同的消毒因子。

3.1.2 医院感染管理部门应指导全院医务人员正确选择与使用消毒因子，组织编写各类消毒因子的作业指导书或操作指南，并负责全院环境消毒的业务培训工作。

3.1.3 医院感染管理部门应参与医院招标，购置消毒剂、消毒器械等工作，从专业的角度审核其是否符合国家相关标准。

3.2 呕吐物、排泄物污染的环境消毒

3.2.1 先使用蘸有浓度为10 000mg/L有效氯含氯消毒剂溶液的布或卫生纸覆盖在呕吐物、排泄物等上（如消毒剂溶液不足，可以在覆盖物上连续滴加，以不流水为宜），作用30分钟后，用覆盖物包裹呕吐物、排泄物，一起丢入黄色医疗废物专用袋，按感染性医疗废物处置。

3.2.2 以污染物为中心，从外围2m处，由外向内采用蘸有浓度为1000mg/L有效氯含氯消毒剂溶液的抹布进行擦拭（包括该范围内的各类物品表面，如病床、床柜、墙面及地面等），作用30分钟后，再用清水清洗。

3.2.3 如患者呕吐于洗手盆中，则以洗手盆为中心，从外围1m处，由外向内采用蘸有浓度为1000mg/L有效氯含氯消毒剂溶液的抹布擦拭各类物品表面，如水池、水龙头、墙面及地面，作用30分钟后再用清水清洗。

3.2.4 在实施覆盖消毒时，应在覆盖消毒区域附近的显眼处，竖立醒目的消毒警示牌，告知此处正在实施覆盖消毒，注明消毒作用时间的起止点以及消毒责任人（最好有联系方式）等信息。

3.2.5 不得对环境物品表面污染的呕吐物、排泄物等直接采用普通的拖把、抹布进行清洁处理。

3.3 血液污染的环境消毒

3.3.1 被血液污染的环境，其消毒的方法与步骤，同上述呕吐物、排泄物污染的环境消毒。地面消毒采用400～700mg/L有效氯的含氯消毒液擦拭，作用30分钟。物体表面消毒方法同地面或采用1000～2000mg/L季铵盐类消毒液擦拭，作用30分钟。

3.4 清洁用品的消毒

3.4.1 手工清洗与消毒

3.4.1.1 擦拭布巾

清洗干净，在250mg/L有效氯消毒剂（或其他有效消毒剂）中浸泡30分钟，冲净消毒液，干燥备用。

3.4.1.2　地巾

清洗干净，在500mg/L有氯消毒剂中浸泡30分钟，冲净消毒液，干燥备用。

3.4.2　自动清洗与消毒

3.4.2.1　使用后的布巾、地巾等物品放入清洗机内，按照清洗器产品的使用说明进行清洗与消毒，一般程序包括水洗、洗涤剂洗、清洗、消毒、烘干，取出备用。

3.4.3　注意事项

3.4.3.1　布巾、地巾应分区使用。

3.5　空气的消毒

3.5.1　不推荐采用化学消毒剂对空气实施喷洒消毒，尤其是高水平的消毒剂，因为这类消毒剂对环境中的金属类物品有腐蚀作用，同时，被在该环境中的人员吸入后具有毒性作用。

3.5.2　推荐采用物理的方法对污染的空气进行消毒处理。

3.5.3　开窗通风换气，每次通风时间在30分钟以上。

3.5.4　增加进入该区域或病房的进气量，以加大换气次数，通常推荐的换气次数（ACH）在6～12次/h。当ACH为6次/h时，有效清除空气中2个对数值（99%）的污染颗粒的时间为46分钟；而ACH达到12次/h时，实现2个对数值（99%）的污染颗粒减少只需23分钟。

3.5.5　紫外线消毒，紫外线强度不得低于70μW/cm²。照射时间30分钟，必须在空态下实施。

3.5.6　臭氧消毒，采用20mg/m³浓度的臭氧，作用30分钟，对自然菌的杀灭率达到90%以上。臭氧消毒，必须是在封闭空间，且室内无人条件下进行，消毒后应开窗通风≥30分钟，人员方可进入。

3.5.7　空气净化消毒器（机），按产品说明书进行安装、使用；使用时环境应清洁，关闭门窗。本消毒设备可在动态下使用。

3.6　注意事项

3.6.1　凡确诊或高度怀疑患者有经空气传播疾病时，应立即送负压病房或具备空气隔离功能的病房接受治疗。

3.6.2　通常不推荐采用化学消毒剂，特别是高水平消毒剂用于空气的常规消毒。对于空气传播疾病患者的病房（区）进行终末消毒时，应先关闭门窗后，采用超低容量喷雾器实施喷雾消毒，作用30分钟后，开窗通风换气，并采用清水擦抹环境物品表面的残留消毒剂。在对室内空气进行消毒的同时，也应对该室的回风口所有管道（应选择对金属腐蚀性较小的消毒剂，在风机运行状态下进行喷雾，喷雾完成后，应立即停机）与滤网（膜）

（可选择含氯消毒剂浸泡）进行消毒。

3.6.3　采用紫外线灯、臭氧消毒需在空态下实施，但当消毒工作完成后，人员进入或门窗开启后，室内空气的消毒状态便被破坏，10～20分钟后将回到原状态。因此，空气的常规消毒不推荐这类消毒。

3.6.4　在对病房内环境表面实施含氯消毒溶液擦抹消毒时，同时将门窗关闭30分钟，通过含氯消毒剂的自然挥发作用，也可达到对空气消毒的效果；当消毒完成后，开启门窗通风换气。

3.6.5　在实施环境消毒时，应做好个人防护，尤其应注意眼部、呼吸道的防护；在使用含氯消毒剂时应了解其具有强力的漂白作用。

4　参考资料

4.1　CDC，hICPAC．Guidelines for environmental infection control in healthcare facilities.2003.

4.2　中华人民共和国卫生部．医院消毒技术规范〔S〕．2022

4.3　医疗机构消毒技术规范（WS/T 367—2022）〔S〕．2022

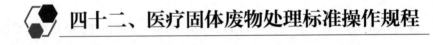

四十二、医疗固体废物处理标准操作规程

1　目的

规范污水处理工作。

2　通用范围

适用于总务办公室。

3　内容

3.1　医疗废物产生地收集点

3.1.1　各医疗废物产生点应从方便收集出发设立收集点，可设立在污物处理间，也可在治疗室附近设置专室。

3.1.2 收集点应设醒目标识，有医疗废物分类收集方法的示意图或者文字说明。

3.1.3 禁止医疗废物在非收集点倾倒、丢弃或混入生活垃圾。

3.2 分类收集

3.2.1 感染性废物和病理性医疗废物应立即丢弃至黄色医疗废物专用包装袋内；损伤性医疗废物应立即丢弃至黄色医疗废物专用锐器盒内。

3.2.2 在盛装前，应对包装袋或锐器盒进行认真检查，确保无破损、渗漏和其他缺陷。

3.2.3 锐器盒放置点应便于就近丢弃。

3.2.4 药物性废物应由药剂部门统一回收、集中处置。

3.2.5 临床科室产生的少量化学性废物应由相应采购部门统一回收、集中处置；临床科室产生的大量化学性废物应由产生部门依照有关法律、行政法规和国家有关规定、标准进行处置。

3.2.6 病原体的培养基、微生物标本和菌种、毒种保存液等高危废物，应先采用耐高温塑料袋打包，放入灭菌器后，打开袋口或在袋上多处戳洞，以便蒸汽穿透，在实验室内采用内循环式压力蒸汽灭菌（121℃，102.9kPa，20～30分钟）消毒，然后按感染性废物收集处理。

3.2.7 患者的体液（如胸腔积液、腹水）及其他排泄物倒入下水管道，由医院统一进行污水处理。

3.2.8 输血器、血袋单独收集，由血库回收统一处理。

3.2.9 放入包装袋或者锐器盒内的感染性废物、病理性废物、损伤性废物不得取出。

3.2.10 医疗废弃物分类参照《医疗废物分类目录》（原卫生部、环保总局卫医发〔2003〕287号）、《关于在医疗机构推进生活垃圾分类管理的通知》（国卫办医发〔2017〕30号）。

3.3 转运与交接

3.3.1 转运

3.3.2 盛装的医疗废物达到包装物或者容器的3/4时，医疗废物产生的医务人员应当使用有效的封口方式，包装袋可采用"鹅颈结"或封口吊牌，确保封口紧实、严密。

3.3.3 封口后若发现包装物或者容器的外表面被感染性废物污染，应增加一层包装并再次封口。

3.3.4 运送人员需进行适当防护：包括工作衣、口罩、手套。

3.3.5 运送医疗废物应当使用防渗漏、防遗失、无锐利边角、易于装卸和清洁的专用运送工具。

3.3.6 运送人员每天从医疗废物产生地点将分类包装的医疗废物按照规定的时间和路

线运送至内部指定的暂时存贮地点。

3.3.7　运送人员在运送医疗废物前，应当检查包装物或者容器的标识、标签及封口是否符合要求，不得将不符合要求的医疗废物运送至暂时贮存地点。

3.3.8　医疗废物应放置在运送车辆内密闭运送，防止造成包装物或容器破损和医疗废物的流失、泄漏和扩散，并防止医疗废物直接接触身体。

3.3.9　每天运送结束后，应当对运送工具进行清洁、消毒。

3.4　交接

3.4.1　医疗废物产生地医务人员和运送人员应共同清点废物种类、数量，由运送人员统一记录，记录内容包括日期、部门及医疗废物类别、数量，交接人员分别签名。

3.5　暂存

3.5.1　医疗废物不得露天存放，避免阳光直射。医疗废物暂时贮存的时间不得超过2天。暂存地必须与生活垃圾存放场所、医疗区、食品加工区和人员活动密集区分开，方便医疗废物运送人员及运送工具、车辆的出入。具有防渗漏和雨水冲刷的装置；并应有良好的照明设备和通风条件，以及防鼠、防蚊蝇、防蟑螂的安全措施；易于清洁和消毒；设有明显的医疗废物警示标识和"禁止吸烟、饮食"的警示标识。暂时贮存病理性废物，应当具备低温贮存或者防腐条件。每日工作结束后消毒工作场所。

3.5.2　回收站工作人员防护用具应包括工作衣、鞋、口罩、手套。

3.5.3　应将所收集的废物按类别堆放。

3.5.4　暂存点存储的医疗废物由当地具有相关资质的固体废物处置单位处置，依照危险废物转移联单制度填写和保存转移联单。暂存点应当对医疗废物进行登记，登记内容应当包括医疗废物的来源、种类、重量或者数量、交接时间、最终去向以及经办人签名等项目。登记资料至少保存3年。

3.5.5　医疗废物转交出去后，应当对暂时贮存地点、设施及时性进行清洁和消毒处理。

4　参考资料

4.1　《医疗卫生机构医疗废物管理办法》. 2003.

4.2　《医疗废物管理条例》. 2003.

4.3　《医疗废物分类目录》（2021年版）

4.4　《关于在医疗机构推进生活垃圾分类管理的通知》（国卫办医发〔2017〕30号）

四十三、全院综合性监测标准操作规程

1　目的

规范全院综合性监测工作，及时发现医院感染信息。

2　通用范围

适用于医院感染管理科。

3　内容

3.1　监测要求

3.1.1　新建或未开展过医院感染监测的医院，应先开展全院综合性监测。监测时间应不少于2年。

3.1.2　已经开展2年以上全院综合性监测的医院应开展目标性监测。

3.1.3　医院应建立有效的医院感染监测与通报制度，并应将医院感染监测控制质量纳入医疗质量管理考核体系。

3.1.4　医院应按每200～250张实际使用病床，配备1名医院感染专职人员；专职人员接受监测知识培训并熟练掌握。

3.1.5　医院应在医院信息系统建设中，完善医院感染监测系统与基础设施，并确保设施运转正常。

3.2　监测对象

3.2.1　住院患者（监测手术部位感染发病率时可包括出院后一定时期内的患者）和医务人员。

3.3　监测内容

3.3.1　基本情况：监测月份、住院号、科室、床号、姓名、性别、年龄、入院日期、出院日期、住院天数、疾病诊断、疾病转归（治愈、好转、未愈、死亡、其他）、切口类型（清洁切口、清洁-污染切口、污染切口）等。

3.3.2　医院感染情况：感染日期、感染诊断、感染与原发疾病的关系（无影响、加重病情、直接死亡、间接死亡）、医院感染危险因素（中心静脉插管、泌尿道插管、使用呼吸机、气管插管、气管切开、使用肾上腺糖皮质激素、放射治疗、抗肿瘤化学治疗、免疫抑制剂）及相关性、医院感染培养标本名称、送检日期、病原体名称、药物敏感试验结果。

3.3.3　监测月份患者出院情况：按科室记录出院人数，按疾病分类记录出院人数，按高危疾病记录出院人数，按科室和手术切口类型记录出院人数；或者同期住院患者住院日总数。

3.4　监测方法

3.4.1　临床科室医师和医院感染管理小组人员应及时报告医院感染病例。

3.4.2　专职人员应以查阅病历和临床调查患者相结合的方式调查医院感染病例。

3.4.3　专职人员应通过医院信息系统，并以患者、实验室检查结果为基础的信息，及时发现医院感染信息。

3.5　资料统计

医院感染发病率＝同期新发医院感染病例（例次）数/观察期间危险人群人数×100%

式中：观察期间危险人群人数以同期出院人数替代。

$$日医院感染发病率＝观察期间内医院感染新发病例（例次）数/同期住院患者住院日总数×1000‰$$

3.6　分析应用

3.6.1　结合历史同期和上月医院感染发病率资料，对资料进行总结分析，提出监测中发现的问题，报告医院感染管理委员会并向临床科室反馈监测结果和分析建议。

4　参考资料

4.1　中华人民共和国卫生行业标准. WS/T 312—2023 医院感染监测规范［S］. 2023

四十四、医院感染横断面监测标准操作规程

1　目的

规范医院感染横断面监测工作，及时发现医院感染信息。

2 通用范围

适用于医院感染管理科。

3 内容

3.1 监测内容

3.1.1　基本资料：监测月份、住院号、科室、床号、姓名、性别、年龄、调查日期、疾病诊断、切口类型（清洁切口、清洁-污染伤口、污染切口）。

3.1.2　感染情况：感染日期、感染诊断、感染培养标本名称、送检日期、检出病原体名称、抗菌药物使用情况。

3.1.3　按科室记录应调查人数与实际调查人数。

3.2 监测时间

3.2.1　调查启动时间可根据本院实际情况自行安排，或者根据有关部门的监测要求在一定的时间范围内自行安排。确定调查启动时间应在一周内完成调查。

3.2.2　一个区域的调查应在1日内完成。每日调查的对象应视该区域前1日（该日称调查日）0点至24点期间内住院患者的情况而定。

3.3 调查前的准备工作

3.3.1　医院感染管理部门拟订调查方案，并向分管副院长或医院感染管理委员会主任汇报，以获得分管副院长或医院感染管理委员会主任的支持以及医务部门的协助。

3.3.2　调查开始前2~3日，向各个科室发出通知，说明调查目的以及需要配合的其他事项。

3.3.3　根据本院实际情况组建现场调查人员。一般每100~150张床位至少应配备1名现场调查人员，由医院感染管理专职人员、各病区院感兼职医生组成。

3.3.4　调查前1~2天医院感染管理部门应组织现场调查人员和临床科室医院感染管理小组成员进行统一培训。培训内容为诊断标准、调查方法、调查表项目填写说明。

3.4 监测方法

3.4.1　临床医院感染管理小组成员应在调查前一天对科室医生进行培训，并安排工作。

3.4.2　调查日管床医生到相应的患者床旁以询问和查体的方式进行调查，每一位患者至少3分钟，并填写表格。

3.4.3　每位住院患者（包括当天出院患者，不包括当天入院患者）均应进行调查并填写住院医生站的个案调查表，个案调查表的"感染情况"应由现场调查人员填写并注意追踪病原学检查结果。

3.4.4　床旁调查应与病历调查相结合，按诊断标准确定是否为感染，再确定是否为医院感染。如有诊断疑问，由医院感染管理专职人员确定。

3.4.5　调查时注意：记录体温、抗菌药物使用原因、入院诊断，实验室报告（尤其是病原学报告）、病原学检查结果，着重注意住院时间长、病情严重、免疫力下降和接受侵入性操作患者。调查人员应注意询问方法与技巧。

3.5　资料统计

$$医院感染患病率 = \frac{同期存在的新旧医院感染病例（例次）数}{观察期间实际调查的住院患者人数} \times 100\%$$

$$实查率 = \frac{实际调查住院患者数}{应调查住院患者数} \times 100\%$$

实查率不得低于96%。

3.6　分析应用

可对科室与医院感染、疾病分类与医院感染、常见疾病类型与医院感染、医院感染病原体监测、科室与抗菌药物使用等方面进行汇总，结合历史同期资料进行总结分析，提出调查中发现的问题以及分析建议，报告医院感染管理委员会，并向临床科室反馈。

4　参考资料

4.1　中华人民共和国卫生行业标准. WS/T 312—2023 医院感染监测规范［S］. 2023

四十五、ICU医院感染监测标准操作规程

1　目的

规范ICU医院感染监测工作，及时发现ICU医院感染信息。

2　通用范围

适用于医院感染管理科。

3　内容

3.1　监测对象

3.1.1　入住重症监护病房（ICU）超过24小时的所有患者。

3.2　监测内容

3.2.1　监视月份、住院号、科室、床号、姓名、性别、年龄、疾病诊断、疾病转归（存活、死亡）等。

3.2.2　医院感染情况

感染日期、感染诊断、是否留置深静脉导管、是否留置导尿管、是否有气管插管/气切、当天最高体温、是否发生血液感染、是否发生泌尿道感染、是否发生肺部感染、有无其他院感、医院感染培养标本名称、送检日期、检出病原体名称、药物敏感结果、调查者等。

3.3　前期准备

3.3.1　与监测相关部门进行沟通协调，让其充分了解监测的方法及意义。

3.3.2　对参与监测的医务人员进行培训。

3.3.3　通过海报、卡片等形式加大宣传，提高医务人员的医院感染控制意识，以利监测工作顺利开展、监测数据准确收集。

3.4　数据收集

3.4.1　感控专职人员各自分工，监测的ICU均应有专人负责。

3.4.2　感控专职人员每天查看微生物实验室报告，掌握发生医院感染的可疑线索。

3.4.3　感控专职人员应每周至少2次到监测的ICU翻阅病案，床旁了解患者情况，尽量与ICU医务人员一同查房。监测时应注意如下信息：

3.4.3.1　基础疾病

高血压、糖尿病等。

3.4.3.2　症状、体征

发热、咳嗽等阳性症状，辅助检查阳性结果（血尿常规及微生物培养等）。

3.4.3.3 一般情况

皮肤、黏膜的完整性，意识情况，是否有侵入性操作等。

3.4.3.4 带管情况

导管留置情况；侵入性导管周围有无红肿或脓性分泌物；对留置超过5天的导管应每天评估是否可以尽早拔除。

3.4.3.5 治疗方案

如抗菌药物使用情况，特别应注意抗菌药物调整情况。

3.4.3.6 影像学

胸部X线或CT检查是否发现有阳性表现。

3.4.4 医院感染诊断标准参见原卫生部《医院感染诊断标准（试行）》（2006）。ICU医院感染指患者在ICU发生的感染，即患者住进ICU时该感染不存在也不处于潜伏期；患者转出ICU到其他病房后48小时内发生的感染仍属ICU感染。发现医院感染病例时应认真填写相应表格。

3.4.5 监测中若发现医院感染暴发或疑似暴发，应及时向医院感染部门负责人汇报，并采取相应调查、处置措施。

3.5 资料统计

3.5.1 监测人员应及时将数据输入计算机，若发现数据缺失，应及时补充完善。

3.5.2 定期统计各项感染指标。

$$ICU感染率＝（ICU感染病例数/ICU总床日数）×1000‰$$

$$导管相关感染率＝（导管相关感染患者例数/总插管床日数）×1000‰$$

$$导管使用率＝总插管床日数/ICU总床日数×100\%$$

感染率的表述为"每1000插管日几例""每1000ICU日几例"。

3.5.3 定期按照有关部门（如省、市医院感染质控中心）的要求上报数据。

3.6 分析应用

3.6.1 定期横向、纵向比较各项感染指标，如与本院历年来的医院感染率进行比较、与本省（市）平均医院感染率进行比较，与其他国家的监测数据进行比较。若感染率过高，应查找原因，采取相应的控制措施；若感染率过低，应分析是否存在漏报等原因。

3.6.2 定期将监测分析数据反馈给相关部门，并采取相应干预措施。

3.6.3 定期评估干预措施的有效性。

4 参考资料

4.1 中华人民共和国卫生行业标准. WS/T 312—2023 医院感染监测规范［S］. 2023

四十六、手术部位感染监测标准操作规程

1 目的

规范手术部位感染监测工作，及时发现手术部位感染信息。

2 通用范围

适用于医院感染管理科。

3 内容

3.1 监测对象：所选手术类型的所有急诊和择期手术患者

3.1.1 手术类别的选择可根据医院感染专职人员数量、此类手术感染发生概率或/和感染后的危害程度、本院此类手术的手术量等情况综合考量。通常应选择手术量较大、感染风险大、感染后危害较严重的手术类别优先进行目标性监测。

3.1.2 手术室内未完全关闭切口的手术（如扩创术）、诊断性手术、无手术切口的手术通常不作为监测对象。

3.2 监测方法

3.2.1 宜采用前瞻性主动监测

3.2.1.1 医院感染专职人员定期（如1～2次/周）到病房随访手术患者情况，可随同主管医生一同查房，询问患者或/和查看切口愈合情况；

3.2.1.2 查看护理记录单及病程记录单等资料，根据体温、应用抗菌药物情况、各种感染相关检查结果、切口外观、分泌物性质等确定是否存在手术部位感染。必要时到床旁查看；

3.2.1.3 切口出现感染迹象时，应采集标本送检。

3.2.2　专职人员监测与临床医务人员报告相结合。

3.2.3　宜住院监测与出院监测相结合。

3.2.3.1　可通过查看门诊患者就诊列表，观察术后患者门诊再次就诊情况，进一步筛选是否发生手术部位感染；

3.2.3.2　出院时告知患者，如发现手术部位红、肿、痛或有分泌物等疑似感染情况，应及时就诊或咨询；

3.2.3.3　随访；根据手术类型选择术后随访30天或90天，随访1～2次或根据具体情况确定频次。

3.3　监测周期

3.3.1　根据手术类型选择监测周期30天或90天。

3.3.2　如果监测周期结束，患者仍然因手术相关原因住院，则继续监测30天或至患者出院。

3.4　监测内容

3.4.1　患者基本信息：如住院号、科室、床号、姓名、性别、年龄、入/出院日期、入/出院诊断（ICD编码）、是否有基础疾病等。

3.4.2　手术相关资料：如手术日期、手术名称、手术持续时间、手术参与者、切口类型、麻醉方式、麻醉者、危险因素（NNIS）评分、术中出血量、是否急诊等。

3.4.3　手术部位感染相关信息：如感染日期、感染类型、病原体类别等。

3.4.4　根据需要，选择性监测手术部位感染防控措施的依从性，如术前沐浴、围术期保温等。

3.4.5　根据需要，选择性监测围术期抗菌药物使用情况，如使用时机、使用类别等。

注：监测内容可设计为专用表格。

3.5　数据分析及结果反馈

3.5.1　定期统计SSI发病率、不同危险指数SSI发病率、外科医生SSI专率等指标。

3.5.2　如开展防控措施依从性监测，应定期统计单项或组合措施依从性。

3.5.3　计算方法

3.5.3.1　SSI发病率、外科医师SSI发病专率等的计算方法参照WS/T 312—2009。

3.5.3.2　干预措施依从性：

单项措施依从性（%）=监测对象中围术期实际执行该项措施的患者数/

监测对象总数×100%。

3.5.4　定期（至少每季度）分析、总结监测数据和监测中发现的问题，分析SSI的特殊原因和共同原因，向医院感染管理委员会报告，向被监测科室反馈并提出改进建议，实现持续质量改进。

4　参考资料

4.1　李六亿，吴安华，胡必杰. 如何提升医院感染预防与控制能力［M］. 北京：北京大学医学出版社，2015.

4.2　贾维斯. Bennett & Brachman医院感染［M］. 上海：上海科学技术出版社，2016.

 # 四十七、医院感染暴发报告标准操作规程

1　目的

规范医院感染暴发报告工作，及时发现医院感染暴发的感染信息。

2　通用范围

适用于医院感染管理科。

3　内容

3.1　基本内容

3.1.1　医院应将感染监测信息报告质量纳入医疗质量管理考核体系，确保医院感染监测信息报告及时、有效。

3.1.2　医院应在信息系统建设中，完善感染监测系统与基础设施，提高医院感染监测效率。

3.1.3　医院应按照相关规范要求配备数量适宜的感染专职人员，确保医院感染监测工作有序开展。

3.1.4　医院感染管理部门应结合医院实际开展有效的感染监测工作，并定期分析，及时发现医院感染暴发信息。

3.1.5　医院内部报告系统。

3.2　报告指标

3.2.1　当临床科室在短期内发现临床症状相似，并怀疑有共同感染或感染途径的3例及以上患者时。

3.2.2　当临床科室短期内发现3例及以上，使用同种消毒液、灭菌器械或一次性物品等发生相关的感染时。

3.2.3　检验科微生物室人员发现感染聚集性病例、特殊病原体或者新发病原体的医院感染时。

3.3　报告程序

3.3.1　临床科室医生、护士应填写《医院感染病例登记表》，并立即报告医院感染管理科，检验科有关人员应及时与临床医生及医院感染管理科联系。医院感染管理部门初步核实后，报告主管院长，并立即组织本院感染控制专家进行确认与处理。

3.3.2　医院感染管理部门接到报告后应立即进行调查，经证实出现医院感染暴发或疑似暴发时，应立即向主管院长汇报。

3.3.3　经调查证实出现5例以上疑似医院感染暴发或3例以上医院感染暴发时，主管院长应立即向医院法定代表人报告，并应当于12小时内向所在地县级以上卫生行政部门和所在地疾病预防控制机构报告。

3.3.4　县级以上卫生行政部门接到报告后，应当于24小时内逐级上报至省级卫生行政部门。

3.3.5　省级卫生行政部门接到报告后组织专家进行调查，确认发生以下情形的，应当于24小时内上报至原卫生部。

3.3.5.1　5例以上医院感染暴发。

3.3.5.2　由于医院感染暴发直接导致患者死亡。

3.3.5.3　由于医院感染暴发导致3人以上人身损害后果。

3.3.6　医院发生以下情形时，应当按照《国家突发公共卫生事件相关信息报告管理工作规范（试行）》的要求，在2小时内向所在地县级卫生行政部门报告，并同时向所在地疾病预防控制机构报告。所在地的县级卫生行政部门确认后，应当在2小时内逐级上报至省卫生行政部门。省级卫生行政部门进行调查，确认发生以下情形的，应当在2小时内上报至原卫生部。

3.3.6.1　10例以上的医院感染暴发；

3.3.6.2　发生特殊病原体或者新发病原体的医院感染；

3.3.6.3　可能造成重大公共影响或者严重后果的医院感染。

4 参考资料

4.1 《医院感染暴发报告及处理管理规范》. 2009

4.2 《医院感染管理办法》. 2006.

 四十八、医院感染管理委员会会议标准操作规程

1 目的

规范医院感染暴发确认工作，及时确认医院感染暴发的感染信息。

2 通用范围

适用于医院感染管理科。

3 内容

3.1 会议时间

3.1.1 每年至少应召开两次会议，遇重大感染管理问题应随时召开。两次会议一般安排在1月和7月召开，以便总结上一阶段的工作，讨论下一阶段的工作重点，以及商议需要解决的重要事项。

3.2 会议形式

3.2.1 全体会议
主任委员和至少2/3的委员应参会。
3.2.2 扩大会议
可邀请相关人员参加。

3.3 会议准备

3.3.1 医院感染管理科负责人与主任委员商定会议的主要内容，拟定会议大纲，对大纲的内容逐条落实。

3.3.2 对上一阶段的医院感染管理工作进行总结，介绍监测项目进展情况，用具体的数据说明监测与控制的效果和存在的问题。

3.3.3 列出委员们讨论的议题内容：下一阶段的工作重点、下一步需要推行的医院感染预防与控制措施的重要性和依据，尽可能多地为委员提供有关该措施的指南、论文等资料。评估推行该措施可能遇到的问题，并提出解决问题的方案，如人员、设施、院内成本核算方面，列表说明。

3.3.4 在会前3～5天，将会议大纲及有关资料发给委员，可通过电子邮件或医院内网系统，也可打印成文送达，以便委员熟悉资料，征求其负责片区的意见。

3.3.5 将会议的主要内容制作成多媒体课件，提高会议效率。

3.4 会议记录

3.4.1 包括参加人员、时间、地点、讨论的主要事项、形成的决议。

3.5 反馈与落实

3.5.1 将会议纪要在院长办公会汇报。经委员会讨论通过的较重要的议题，以医院文件的形式下发。

4 参考资料

4.1 《医院感染管理办法》. 2006